Marcel-Louis Viallard

Le sens de l'information pronostique dans le cancer incurable

Clara Vazeille
Marcel-Louis Viallard

Le sens de l'information pronostique dans le cancer incurable

Attentes et cheminement de la personne

Éditions universitaires européennes

Impressum / Mentions légales

Bibliografische Information der Deutschen Nationalbibliothek: Die Deutsche Nationalbibliothek verzeichnet diese Publikation in der Deutschen Nationalbibliografie; detaillierte bibliografische Daten sind im Internet über http://dnb.d-nb.de abrufbar.

Alle in diesem Buch genannten Marken und Produktnamen unterliegen warenzeichen-, marken- oder patentrechtlichem Schutz bzw. sind Warenzeichen oder eingetragene Warenzeichen der jeweiligen Inhaber. Die Wiedergabe von Marken, Produktnamen, Gebrauchsnamen, Handelsnamen, Warenbezeichnungen u.s.w. in diesem Werk berechtigt auch ohne besondere Kennzeichnung nicht zu der Annahme, dass solche Namen im Sinne der Warenzeichen- und Markenschutzgesetzgebung als frei zu betrachten wären und daher von jedermann benutzt werden dürften.

Information bibliographique publiée par la Deutsche Nationalbibliothek: La Deutsche Nationalbibliothek inscrit cette publication à la Deutsche Nationalbibliografie; des données bibliographiques détaillées sont disponibles sur internet à l'adresse http://dnb.d-nb.de.

Toutes marques et noms de produits mentionnés dans ce livre demeurent sous la protection des marques, des marques déposées et des brevets, et sont des marques ou des marques déposées de leurs détenteurs respectifs. L'utilisation des marques, noms de produits, noms communs, noms commerciaux, descriptions de produits, etc, même sans qu'ils soient mentionnés de façon particulière dans ce livre ne signifie en aucune façon que ces noms peuvent être utilisés sans restriction à l'égard de la législation pour la protection des marques et des marques déposées et pourraient donc être utilisés par quiconque.

Coverbild / Photo de couverture: www.ingimage.com

Verlag / Editeur:
Éditions universitaires européennes
ist ein Imprint der / est une marque déposée de
OmniScriptum GmbH & Co. KG
Heinrich-Böcking-Str. 6-8, 66121 Saarbrücken, Deutschland / Allemagne
Email: info@editions-ue.com

Herstellung: siehe letzte Seite /
Impression: voir la dernière page
ISBN: 978-3-8416-6609-3

Table des matières

Introduction

Les dernières décennies ont vu émerger une évolution sociétale dans le champ de la médecine française : d'une relation paternaliste avec un médecin sachant qui décidait ce qui était bon pour son patient, une évolution s'est faite vers une relation médecin patient autonomiste dans laquelle, certes, le médecin est sachant mais doit communiquer une partie de ce savoir à son patient afin de lui faire comprendre les tenants et les aboutissants de sa pathologie et des traitements qui lui sont proposés. Ceci afin d'aboutir à un consentement libre et éclairé aux soins. Le patient n'a plus une confiance aveugle en son médecin mais devient bien acteur de sa propre prise en charge en participant aux décisions qui le concernent afin de faire valoir son autonomie. Ce changement dans la relation médecin patient est consacré par la loi du 4 mars 2002 relative au droit des malades qui stipule que les patients ont le droit d'être informés sur leur état de santé et que le médecin est en devoir de les en informer de manière claire, loyale et appropriée afin qu'ils puissent faire des choix libres et éclairés (1).

En oncologie, l'information est d'autant plus importante qu'il existe souvent un enjeu de vie ou de mort. L'oncologue se doit d'exposer à son patient le rapport bénéfice-risque de traitements souvent très toxiques et dans cette balance bénéfice risque entre nécessairement, à un certain stade, le pronostic de la maladie. Le devoir d'information pronostique ne dédouane pas pour autant l'oncologue de sa responsabilité de l'information qu'il délivre et de son impact sur le patient. Il est donc essentiel pour le médecin de percevoir ce que peut ou non entendre le patient, juger dans quelle mesure l'information sera utile au patient et dans quelle mesure elle sera délétère.

L'oncologue se trouve alors face au dilemme entre délivrer une information loyale et préserver l'espoir d'un patient qui lui-même se trouve dans une ambivalence par rapport à cette information pronostique : il désire savoir mais doit se protéger psychiquement. Les médecins sont souvent mauvais juges de ce que pensent ou veulent leurs patients (2)(3)(4), ce qui peut entraîner une information inadaptée aux besoins des patients. Le but de cette étude est d'identifier les attentes des patients en termes d'information pronostique à travers le sens qu'ils donnent à ces informations.

L'information pronostique en cancérologie

I. Les aspects légaux de l'information au patient

Avant le 4 mars 2002 le médecin était déjà tenu d'informer son patient par l'article 35 du code de déontologie : « *Le médecin doit à la personne qu'il examine, qu'il soigne ou qu'il conseille, une information loyale, claire et appropriée sur son état, les investigations et les soins qu'il lui propose* ». La loi du 4 mars 2002 garantit l'information au patient comme un droit de ce dernier : « *toute personne a le droit d'être informée sur son état de santé* » (1). Le médecin a alors l'obligation légale d'informer le patient de son diagnostic, de demander son consentement à tout traitement, de lui donner accès à son dossier médical s'il le demande. La finalité du droit à l'information sur la maladie et les traitements est de permettre au patient d'examiner de manière éclairée les avantages et inconvénients de chaque option afin de choisir celle qu'il juge la meilleure pour lui. Afin qu'elle soit profitable au patient, cette information doit être « simple, intelligible et appropriée » (5). La loi du 4 mars 2002 marque le passage d'une médecine paternaliste à une médecine d'inspiration anglo-saxonne plus « autonomiste ».

L'information est, certes, un droit mais elle ne s'impose pas au patient, il existe également un droit de ne pas savoir, une « limitation thérapeutique de l'information » (1): « La volonté d'une personne d'être tenue dans l'ignorance d'un diagnostic ou d'un pronostic doit être respectée, sauf lorsque des tiers sont exposés à un risque de transmission ». Il est à noter que la loi précise bien qu'il doit s'agir d'une volonté du malade et non d'une initiative du médecin dans l'intérêt du malade. Le refus d'information doit être réel et prouvé par le médecin. On constate qu'il existe un hiatus entre la loi et les pratiques qui est fort bien illustré par cette étude publiée dans le journal of Medical Ethics menée auprès d'étudiants en droit et en médecine concernant l'information au patient atteint de cancer : 74% des étudiants en médecine et 82% de ceux en droit étaient favorables à l'information pronostique au patient (p = 0.0003), 7% des étudiants en médecine et 25.6% de ceux en droit étaient favorables à l'information pronostique au patient même dans le cas où ce dernier avait clairement explicité qu'il ne désirait pas en être informé (p<0.0001) (6). Et l'on envisage ici le cas où le patient qui ne désire pas une information la refuse. En pratique, un patient qui n'est pas à même de recevoir une information grave n'avertira pas forcément le médecin de cette incapacité et de ce refus d'information qui peut lui-même se manifester par des mécanismes de défense par lesquels le patient évitera le sujet ou même parfois ne pourra même pas envisager la possibilité de l'existence d'une telle information. Or il ne peut refuser quelque chose dont son esprit ne peut envisager l'existence, le refus d'information ne sera donc pas exprimé par le patient. Une information délivrée à un patient qui la refuse par des mécanismes de défense actifs peut très bien être délétère pour le malade sans qu'il ait explicitement exprimé un refus de cette information. La non-expression claire du refus d'une information n'implique pas nécessairement que le patient désire l'information ou ne la refuse pas. Imaginons la situation suivante : un médecin, se sachant couvert par la loi, délivre de la manière recommandée un pronostic fatal à un patient qui n'avait pas refusé explicitement l'information. Si tout l'espoir de cette personne résidait en la guérison, si la mort n'était pas envisageable, le patient peut alors être détruit psychiquement par cette information qu'il ne peut accepter et qui, pourtant, s'est imposée à lui sans qu'il l'ait demandée car il ne l'a pas refusée. Le médecin porte à ce moment la responsabilité de cette mort psychique même s'il n'est pas légalement condamnable. La mort psychique est-elle préférable à l'ignorance ? Ce n'est probablement ni au médecin ni au législateur d'en juger. Dans cette situation où la législation a pour vocation de protéger l'autonomie du patient, elle la détruit paradoxalement. Et pourtant cet encadrement est nécessaire mais ne peut être parfait, il y a toujours un décalage entre l'immuabilité de la loi et l'infinie diversité de situations humaines. La jurisprudence considère que l'information doit être adaptée au patient et qu'un état d'anxiété n'est donc pas opposable au droit à l'information pronostique (7). La loi ne reconnaît donc pas la « limitation thérapeutique de l'information » tandis que le code de déontologie reste plus souple sur ce sujet : « *Un pronostic fatal ne doit être révélé qu'avec circonspection* » (8). C'est en partie dans ce décalage entre la loi à laquelle nous sommes tous soumis et les pratiques quotidiennes de la médecine, dans ce décalage entre la justice et la justesse que va se développer le questionnement éthique de ce travail.

II.   La communication en cancérologie

L'importance de l'information en cancérologie dans les stades avancés est cruciale. Lorsque les décisions sont basées sur une information inadaptée ou un manque d'information, les choix effectués par les patients peuvent entraîner une mauvaise qualité de vie, et une fin de vie mal gérée et des complications familiales (9). Toute communication comprend une composante verbale et une non-verbale.

A. La communication verbale

Toute communication nécessite un émetteur, un récepteur, un vecteur (la langue) qui véhicule un message (Figure 1)

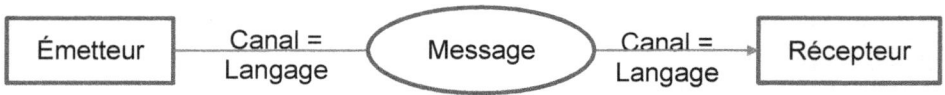

Figure 1

1. L'émetteur

Il détient des informations qu'il a intégrées, il doit reformuler sa pensée en mot afin de délivrer un message s'appuyant sur un langage qui doit être le mieux adapté possible au receveur pour qu'il soit compris par ce dernier. Cette étape de la formulation de la pensée des informations contient déjà plusieurs obstacles à une communication efficace.

a- Les obstacles inconscients (ou plus ou moins conscients) à la formulation de l'information en pensée.

Les médecins sont limités dans la formulation d'un pronostic péjoratif, voire fatal, par leur propre peur de la mort à laquelle ils sont confrontés régulièrement. Cette confrontation entraîne un questionnement personnel métaphysique parfois angoissant. De plus, les récents progrès de la médecine permettent des survies de plus en plus prolongées grâce à une multitude de nouvelles thérapeutiques, en cancérologie notamment. La mort est toujours repoussée plus loin et sa survenue malgré les efforts des soignants peut-être vécu comme un échec. Ce rejet de la mort est d'autant plus important qu'elle demeure un tabou social dans une société occidentale qui promeut le mythe de l'immortalité et de l'éternelle jeunesse.

Le médecin (émetteur) face au poids et à la gravité de l'information qu'il va délivrer à son patient développe lui-même des mécanismes de défense vis-à-vis de cette situation qui vont moduler sa perception de l'information qu'il va délivrer. Ces mécanismes de défense vont aboutir à des stratégies d'adaptation pour rendre la situation supportable. Martine Ruszniewski et Carole Bouleuc (10)(11) ont identifié les manifestations des défenses des médecins en consultation d'annonce :

- Le mensonge : le mensonge évite l'angoisse au patient mais l'empêche d'exercer sa fonction adaptative. Il est à distinguer du mensonge par omission qui s'inscrit le plus souvent dans une distillation progressive des informations.
- La banalisation : la prise en charge par le médecin est essentiellement axée sur les signes physiques, occultant la détresse psychique.
- L'esquive : Le médecin évite les sujets angoissants abordés par le patient en lui répondant en décalage.
- La fausse réassurance.
- La rationalisation : elle consiste en une utilisation abusive du jargon médical pour délivrer des informations que le patient ne peut comprendre, c'est l'instauration d'un dialogue sans dialogue.
- L'évitement : le médecin évite tout contact ou dialogue avec le patient.
- La dérision.
- L'identification projective : le soignant s'identifie au patient en lui attribuant certains traits qui lui sont propres. Le soignant est alors convaincu de savoir ce qui est bon pour le patient auquel il s'identifie et tente de l'en convaincre.
- La fuite en avant où il annonce brusquement l'ensemble des faits au patient afin de se décharger de son angoisse lorsqu'il n'a pu trouver refuge dans aucun des mécanismes de défense sus-cités.

Desauw et al. (12) ont identifié différentes stratégies d'adaptation chez 31 praticiens français régulièrement confrontés à l'annonce de mauvaises nouvelles en cancérologie par des entretiens semi-directifs durant lesquels les sujets devaient se remémorer l'annonce d'une mauvaise nouvelle en cancérologie (ce qui constitue en soi un biais de mémorisation). Les résultats retrouvent les principales stratégies d'adaptation suivantes : la suppression expressive et l'inhibition volontaire de l'expression émotionnelle, la réévaluation cognitive (le fait de modifier le sens donné à la rencontre pour en minimiser l'impact émotionnel), la prise de recul avec installation d'une distance émotionnelle, la recherche de support social. La suppression expressive semble être la stratégie d'adaptation préférentielle des médecins. Ils rapportent adopter cette attitude afin de répondre aux attentes supposées des patients d'un médecin, qui ne s'investit pas trop émotionnellement afin qu'ils puissent se reposer sur lui. D'autres raisons avancées sont la peur de « craquer » devant le patient, cette stratégie leur permet de garder le contrôle et ne pas se laisser déborder par leurs émotions. Un article paru en 2009 dans *« patient education and couseling »* (13) rapporte que 88.1% des médecins interrogés trouvent utile de rendre l'aspect du pronostic positif et la différence est significative entre les niveaux d'expérience dans les pronostics en fin de vie. Les moins expérimentés ont significativement plus tendance à avoir recours au renforcement positif.

Ces phénomènes influencent la façon d'énoncer l'information, ce qui peut être un premier biais à la bonne compréhension de l'information.

b- Formuler sa pensée en mots et en phrases afin de délivrer le message.

Face à la complexité et aux enjeux considérables des entretiens d'annonce d'une mauvaise nouvelle, la plupart des médecins se sentent désarmés en raison d'un manque de formation en matière de communication (2,14), d'un manque de temps en consultation pour privilégier la communication avec leurs patients (14). L'existence de guidelines ne peut remplacer une formation en communication. Elles aident les praticiens en les confortant dans l'idée qu'ils prennent les bonnes décisions en accord avec les règles en place. Pourtant le médecin ne doit pas se positionner vis-à-vis de règles rassurantes mais vis-à-vis de son éthique personnelle afin d'agir au mieux pour le bien du patient. Ce manque de formation et de repères fiables dans l'annonce mauvaise nouvelle conduisent le praticien à élaborer ses propres stratégies de communication.

Les médecins utilisent très souvent pour annoncer une mauvaise nouvelle le langage implicite qui peut induire un biais dans la compréhension du message. Cependant, l'étude de Del Vento et al.(15) suggère que le langage implicite est souvent bien compris par les patients. Des personnes du personnel d'un hôpital ont participé à des simulations d'entretiens où ils avaient le rôle d'un patient atteint de cancer. Un médecin leur délivrait une bonne ou une mauvaise nouvelle. Au décours de l'entretien, le patient devait rédiger une lettre à son médecin généraliste expliquant les informations communiquées. Le langage implicite est significativement plus utilisé dans l'annonce des mauvaises nouvelles comparées aux bonnes nouvelles. Alors que le médecin utilisait essentiellement un langage implicite, le patient, dans sa lettre, utilisait un langage explicite ce qui implique une compréhension claire des informations communiquées. Outre le langage implicite, les médecins utilisent d'autres stratégies communicationnelles afin de faciliter l'annonce de mauvaise nouvelle.

Graugaard et al. (16) identifie les stratégies d'annonce de mauvaises nouvelles suivantes. La « spirale bonnes/mauvaises nouvelle » (une stratégie par laquelle le médecin alterne les bonnes et les mauvaises nouvelles), la comparaison avec une situation bien pire et l'insistance sur l'imprévisibilité de l'évolution ou la nécessité d'attendre pour voir ont pour but de relativiser la gravité de la situation. Mais l'utilisation de telles stratégies pourrait selon la façon dont elles sont utilisées altérer le message dans le but de préserver l'espoir et engendrer une mauvaise compréhension de la situation par le patient. A contrario, certains médecins temporisent les bonnes nouvelles. Certaines stratégies orientées vers le patient consistent à l'inviter à poser des questions ou discuter carrément avec lui du quand et du comment délivrer l'information pronostique et ce afin de clarifier une situation souvent complexe à débrouiller. Dis comme cela l'idée paraît brillante et simple mais elle ne l'est pas. Même si le patient dit à son médecin quand, comment et quelles informations il souhaite recevoir, ce désir est changeant selon le temps, les personnes, les lieux et peut varier d'autant plus vite que l'enjeu est grave, c'est ce qu'on appelle l'ambivalence et qui rend si complexe la situation d'annonce pronostique.

En 2011, un article paru dans *The Oncologist* (17) étudie l'information pronostique et sa qualité sous un autre angle. Elle vise à identifier ce que les patients apprécient dans la communication des oncologues lors de l'annonce d'une récidive de cancer en faisant écouter à des patients à risque de rechute de cancer des enregistrements de conversations entre un oncologue et un patient factice (acteur) lors d'une annonce de récidive de cancer. Les résultats identifient trois piliers dans l'annonce d'une mauvaise nouvelle « bien reçue » par le patient. Le premier est la *reconnaissance* de l'impact émotionnel, voire de la détresse psychologique, engendrée par l'annonce comme naturel et légitime sans pour autant s'appesantir dessus. Les patients apprécient l'établissement d'un lien interhumain mais pour eux, le médecin ne doit pas se laisser submerger par la nouvelle, il doit rester combatif en proposant un plan. Certains craignent qu'un praticien submergé par ses émotions ne puisse fournir une expertise médicale objective et adaptée. Le second est la *Guidance* : l'annonce d'un plan thérapeutique prouvant la capacité à utiliser son expertise médicale afin de guider le patient dans la démarche thérapeutique en lui indiquant clairement les prochaines étapes du traitement. Cela permet aux patients de se raccrocher à quelque chose au milieu de ces émotions chaotiques. Les participants apprécient que l'oncologue montre au patient ses propres capacités et ressources afin de le porter et lui donner courage, leur laissant supposer qu'il sait exactement quelle est la marche à suivre en toute circonstance. Le troisième et dernier est l'*adaptation*: la capacité à ressentir chez le patient le besoin de reconnaissance et de guidance et adapter son attitude à ces besoins tout au long de l'entretien. C'est un processus de va-et-vient entre les deux premières notions.

On voit ici que les stratégies de communication élaborées par les médecins ne correspondent pas toujours aux attentes des patients : l'article de Graugaard (16) montre plutôt des praticiens désireux de relativiser la gravité de la situation afin de rassurer le patient alors que l'étude publiée dans *The Oncologist* (17) (9,14)semble décrire des patients en attente d'empathie et de stratégie thérapeutique claire. Le désir de réassurance de la part des médecins pourrait contribuer à la sous-estimation de la gravité d'un pronostic par le patient.

2. *Le message*

Le message en lui-même pose le problème du signifiant et du signifié. Un même signifiant (mot) peut revêtir des sens complètement différents selon qui le perçoit. Le sens varie selon la culture, l'expérience personnelle du sujet et le contexte selon lequel le signifié pourra être différent. Le message pose en lui-même une barrière à la compréhension et d'autant plus lorsqu'il s'agit d'un message médical parfois encore obscurcit par le jargon inaccessible au patient (9,14). Le message cumule donc plusieurs risques d'être mal compris : la consultation est souvent courte et dense ce qui fait que les informations doivent être condensées et ne sont pas forcément répétées au cours de la conversation. Les capacités de réception et d'intégration d'un sujet normal n'étant pas de 100%, une partie du message échappera nécessairement au sujet d'autant plus qu'il est porteur d'une forte charge émotionnelle. Ajoutons à cela le fait que les mots, même courants, n'ont pas nécessairement la même signification pour le médecin et le patient et l'utilisation du jargon médical : la probabilité d'intégration et de compréhension du message par le patient diminue encore davantage. Il est donc important pour le médecin de vérifier que le patient à qui il s'adresse a bien compris l'information qu'il a voulu lui communiquer. Mais les contraintes temporelles l'en empêchent souvent (18).

Le temps discursif qui est réparti entre les deux interlocuteurs et est la plupart du temps dominé par le médecin (18) qui a le plus grand nombre de mots par consultation et par réplique. Le médecin utilise environ 70% du temps de discussion de la consultation. La longueur des répliques du patient équivaut à peu près à la moitié de celle des médecins. Ces résultats laissent penser que la place d'expression du patient pendant les consultations est réduite et laisse peu de possibilités de reformulation qui permettrait une vérification de la compréhension.

3. *Le récepteur*

La perception du message par le récepteur constitue un troisième niveau de barrière à la compréhension parfaite entre l'émetteur et le récepteur. Lors de l'annonce d'une mauvaise nouvelle, le patient subit un phénomène initial de sidération où il reçoit l'information qui bouleverse le cours de sa vie et est incapable d'entendre tout ce qui suit: bonnes comme mauvaises nouvelles. Les patients n'emmagasinent donc pas l'intégralité de l'information qui leur est délivrée en consultation d'annonce. Face à cette mauvaise nouvelle, le patient va développer des mécanismes de défense bien connus qui lui permettront de protéger sa vie psychique (10,11,19).

- L'annulation : le patient évite le mot et le concept de « cancer » en l'annulant comme s'il n'avait jamais été prononcé.

- Le déni (ou dénégation) : le malade sait mais préfère ne rien savoir en maintenant à distance toute information potentiellement nuisible.

- L'isolation : le patient parle de sa maladie mais en s'en détachant

- Le déplacement : Le patient déplace sa souffrance vers un autre problème lié de près ou de loin à la maladie (par exemple : préoccupation importante vis-à-vis de l'alopécie chez les femmes).

- La maîtrise : le patient va tenter de comprendre l'évènement pour avoir une emprise dessus par différents comportements : la rationalisation et/ou les rites obsessionnels.

- La régression : le patient se replie sur sa maladie, abandonnant son autonomie pour reprendre un statut d'enfant.

- La projection agressive : le patient se défend sur un mode agressif et revendicateur envers ses proches et les soignants.

- La combativité : le patient se fie à d'autres appuis tels que sa force psychique que les traitements proposés pour combattre sa maladie.

- La sublimation : le patient use de sa maladie pour accomplir quelque chose : aider les autres malades, participer à une recherche, écrire un livre.

Ces réactions inconscientes peuvent paraître inadaptées ou irrationnelles face à la situation mais elles sont nécessaires, et il est pour cela important de pouvoir les identifier.

Les stratégies d'adaptation sont des comportements adoptés par le patient vis-à-vis de la maladie. Johannson et al. (20) les ont étudiés chez des patients atteints de cancer du larynx donc essentiellement des hommes. Ont été identifiés : l'esprit combatif qui semble avoir une fonction positive, l'évitement ou distraction, la comparaison inter ou intra-individuelle, l'optimisme (21), la préoccupation anxieuse qui est associée à l'anxiété et à la dépression. Tout cela module l'intégration du message. Mais le patient n'est pas simple récepteur dans une consultation d'annonce, il en est aussi acteur et développe ses propres stratégies de communication (16). Ces stratégies de communication trahissent l'ambivalence : les patients demandent en même temps une information très détaillée et de l'optimisme, de la réassurance. Ils donnent également des signaux d'alerte lorsque l'avancée dans l'information est trop avancée pour ce qu'ils peuvent entendre.

La communication verbale entre deux personnes et à fortiori dans une situation à forte charge émotionnelle comme celle d'une annonce pronostique est un processus extrêmement complexe qui met en jeu deux subjectivités. La complexité de la communication entre deux sujets peut être résumée par cette citation de l'écrivain Bernard Werber (22)

« Entre ce que je pense, ce que je veux dire, ce que je crois dire, ce que je dis, ce que vous voulez entendre, ce que vous entendez, ce que vous croyez en comprendre, ce que vous voulez comprendre, et ce que vous comprenez, il y a au moins neuf possibilités de ne pas se comprendre. »

B. La communication non verbale

Dans l'étude de la relation médecin-malade, la communication non verbale est un thème peu abordé mais qui est pourtant central. Dans le sujet que l'on traite ici, son importance réside dans deux éléments : l'évaluation de l'ambivalence du patient et la génération de l'empathie par le praticien.

1. L'ambivalence

Même si un patient dit quelque chose, l'ensemble de la discussion peut nous laisser entendre autre chose par les mots choisis, les mots évités, le ton, les gestes et les attitudes. Au moment critique de l'information pronostique où l'ambivalence du patient par rapport à son désir de savoir rend difficile le discernement de ce que le praticien doit dire ou ne pas dire, la communication verbale prend toute son importance. Le praticien doit être à l'écoute du message du patient dans sa globalité et attentif aux discordances entre les messages verbaux et non verbaux (23). La mimogestualité permet de connoter le discours verbal et donne lieu à une communication implicite qui peut être à la source de nombreux malentendus (24).

2. *L'empathie*

Depuis l'enfance, l'être humain interagit avec les autres par des phénomènes d'imitation spontanée de l'interlocuteur. Ces imitations, inconscientes, se maintiennent à l'âge adulte. Selon Guy Bilodeau (25), cette attitude d'imitation engendre la reproduction de l'expression corporelle de l'interlocuteur. Cette reproduction de l'expression corporelle par une personne va lui permettre de réactiver la sensation corporelle spécifique à l'émotion qu'elle exprime et ainsi rejouer l'émotion, l'état interne de l'interlocuteur. Ce processus permet comprendre au sens premier de « prendre avec soi » l'état interne de l'interlocuteur et ainsi engendrer l'empathie de celui qui écoute et imite. Hors l'empathie est un état indispensable à une relation médecin malade d'écoute et de confiance et dans ce domaine la communication non verbale est donc bien plus importante que ce qui est communément admis.

III. Le pronostic en cancérologie

Le terme « pronostic » vient du latin prognosticus, issu lui-même du grec ancien προγνωστικός, *prognostikos*, en détail : πρό- (pro-) et γνωστικός (gnostikos, « de ou pour connaître ») (26). Le pronostic est une connaissance de ce qui est susceptible de se produire dans un avenir plus ou moins proche.

A. Quantitatif ou qualitatif ?

Communément, le pronostic en cancérologie est illustré par la question « combien de temps me reste-t-il docteur ? ». L'espérance de vie est en effet une partie importante du pronostic dont la communication au patient peut lui permettre d'organiser au mieux ses derniers temps de vie mais est aussi un arrêt de mort difficilement supportable. Un deuxième élément important du pronostic est la qualité de vie à venir qui est la priorité dans une maladie en échappement thérapeutique. Cet aspect semble plus fréquemment abordé en consultation que l'espérance de vie (27). Soixante-quinze pour cent des patients savent que leur maladie est incurable, seulement 58 % sont informés de leur espérance de vie (28). La discussion de la qualité de vie permet d'avoir un discours adapté au mieux à la situation particulière du patient contrairement à l'espérance de vie dont l'estimation est très difficile (29) et repose essentiellement sur des statistiques sur de grandes populations ne permettant pas une adaptation à la situation particulière du patient. D'ailleurs, la plupart des patients recherchent un pronostic qualitatif et non quantitatif (27,30). En effet, un pronostic qualitatif donne une idée non arrêtée au patient de ce que pourra être son avenir, en revanche les pronostics quantitatifs peuvent être destructeurs. Dans une lettre publiée dans « *Neuro-oncology* » en 2000, (31) un patient atteint de glioblastome ayant bénéficié d'une survie bien supérieure à ce qui lui avait été annoncé raconte les conférences sur sa maladie auxquelles il a pu assister et où il voyait des patients venant pour la première fois s'écrouler devant les courbes de survies et les faibles bénéfices (en termes de semaines) des nouveaux traitements.

L'information sur la qualité de vie consiste plus précisément à informer du retentissement de la maladie sur la vie quotidienne. Le pronostic est souvent délivré en cancérologie à l'occasion d'un évènement au cours de l'évolution de la maladie. Par exemple : au diagnostic, lors d'une rémission complète, d'une rechute, d'une progression métastatique, d'un échappement thérapeutique, de l'introduction de soins palliatif pour améliorer le confort et la survie (32). Ces moments constituent des annonces pronostiques majeures qui signent des étapes dans le vécu de la maladie.

L'annonce pronostique est souvent guidée par le médecin, il semble que plus l'espérance de vie est courte et la famille présente, plus le pronostic et ses aspects pessimistes sont abordés (27) mais d'autres éléments de la littérature suggèrent que plus l'espérance de vie est courte moins les patients recherchent une information détaillée (33).

Les patients recherchent davantage une information qualitative que quantitative (30) . Kaplowitz et al. (34) rapportent que 91 à 97% des patients veulent connaître leurs chances de guérir et 79 à 98% veulent connaître l'efficacité du traitement du cancer. D'autres études suggèrent que peu de patients (27 à 61%) veulent connaître leur espérance de vie (35). Une étude américaine de 2003 (36) rapporte que 55% des patients en soins palliatifs et 75% de leurs proches veulent discuter l'espérance de vie avec leur médecin. Les données concernant le désir de connaissance de l'espérance de vie par le patient sont donc très hétérogènes.

B. Côté patient

La compréhension du pronostic par les patients est souvent erronée, ils ont tendance à le surestimer (2,30,36–38) et les médecins surestiment la compréhension du pronostic par leurs patients (2,3). Pour illustration, une étude belge menée chez 17 patients (14) « pleinement informés de leur pronostic » en unité de soins palliatifs (USP) montre qu'une partie des patients en phase terminale ne connaissent pas leur pronostic ou nient en avoir été informé et refusent de parler de la mort qui même imminente, était le thème le plus effrayant et en parler était considéré comme « trop tôt » même quelques semaines avant sa survenue. Une minorité de patients voulaient tout savoir sur leur pronostic et leur situation actuelle. L'information d'une mort prochaine est impensable (33). Afin de se protéger des informations destructrices, les patients doivent mettre en place des barrières décrites précédemment.

C. Côté médecin

La perception par le médecin des capacités de compréhension et d'acceptation du patient est un facteur majeur de la décision d'annonce du pronostic (2). Une étude internationale a montré que dans le cas de patients atteints de bronchopneumopathie chronique obstructive, un tiers des médecins généralistes ne connaissent pas les préférences de leurs patients concernant l'annonce pronostique, ils trouvent le sujet difficile à aborder. D'autres études encore ont montré que les médecins se trompent souvent sur les pensées qu'ils supposent à leurs patients. Une étude américaine a révélé que dans 23 à 46 % des cas le praticien dit avoir délivré une information pronostique précise alors que le patient et ses proches rapportent n'avoir eu aucune discussion à ce sujet (39). Un article publié dans *Palliative Medicine* en 2009 (30) montre que parmi 100 patients atteints de cancer du poumon 96 ont été informés du pronostic, or seulement 36 % des patients étaient en accord avec le médecin sur la probabilité de guérison. Un des arguments en faveur de la révélation du pronostic est que cette information permet l'implication éclairée du patient dans les décisions le concernant et paraît donc indispensable.

Une étude américaine (4) a étudié la concordance entre le taux d'implication dans les décisions voulu par le patient et celui supposé au patient par le médecin chez des patients de soins palliatifs le taux de concordance était de 45% avec une sous-estimation par le médecin du taux d'implication dans la décision voulu par le patient. Ceci montre que les médecins sont mauvais juges de ce que peuvent penser ou désirer leurs patients et que la seule intuition du médecin sur les attentes de son patient n'est pas un paramètre fiable.

En pratique, les médecins se basent souvent sur la demande ou non d'information par le patient (2,30), beaucoup de médecins partent du postulat qu'un patient qui ne demande pas ne veut sans doute pas savoir (2,13,30). Mais Kaplowitz et al. en 2002 (34) retrouvent une discordance entre le désir d'information et la demande d'information. 14.5% des patients désirant une information pronostique qualitative et 35.9% de ceux désirant une quantitative ne la demandent pas. On ne peut donc pas se baser si facilement sur ce postulat pour décider quelle information pronostique délivrer. A contrario 22.4% pour la qualitative et 2%pour la quantitative ne désirent pas l'information mais la demandent. Il y a donc dans ces populations une part de patients qui manifestent ainsi leur ambivalence.

Tout de ceci ainsi que les limites intrinsèques de la communication médecin malade font de l'annonce pronostique un moment extrêmement complexe pour le patient et le médecin. Préserver l'espoir est un enjeu essentiel de ces consultations car la perte de tout espoir par le patient conduit à la mort psychique. Certes, l'espoir peut être engendré par des motifs différents selon les patients mais il est souvent associé à l'optimisme et beaucoup de patients craignent que la révélation de trop d'informations ne détruise leur espoir (30). Ils demandent donc parfois une information en en attendant de bonnes nouvelles optimismes qui sont parfois en contradiction avec le réalisme, d'autant plus que les patients surestiment souvent leur pronostic (2,28,34–36). Le praticien se retrouve alors face à un dilemme : que dois-je dire à ce patient qui me demande une information pronostique qui est péjorative ? Comment l'informer loyalement sans anéantir son espoir ? Et dans le cas des patients qui ne demandent rien face à une progression de la maladie, on peut se demander comment l'informer sans détruire l'espoir afin qu'il puisse prendre en compte la réalité du pronostic dans ses choix thérapeutiques afin de préserver sa qualité de vie lorsque la quantité est de moins en moins contrôlable.

D. Le dilemme entre information loyale et espoir

1. *La responsabilité*

La responsabilité du médecin s'axe, concernant l'information au patient, selon deux pôles de la petite éthique de Paul Ricoeur (40). Premièrement : le « je » qui est le sujet s'inscrivant dans une action basée sur l'estime de soi qui réagit à l'injustice de la maladie subie par le patient. Le médecin engage ainsi son « je » dans l'action de soigner et au mieux de guérir le patient qui le sollicite. Deuxièmement, la responsabilité s'inscrit dans le « tu » : la sollicitude du médecin envers son malade, c'est-à-dire le respect inconditionnel de sa liberté et de ses représentations qui peuvent être très différentes. Cette sollicitude entre en contradiction avec elle-même lorsqu'elle impose le respect de l'autonomie du patient qui demande l'information et le respect des représentations du patient de sa maladie qui sont parfois bien éloignées d'une réalité qu'il ne peut se représenter sans dommages. Le respect de l'autonomie du patient dans sa demande d'information sur le pronostic veut que le médecin lui réponde de manière « claire, loyale et appropriée ». Le respect des représentations, dans le cas où le malade ne peut concevoir la gravité de sa maladie telle qu'elle est, voudrait que l'information sur la gravité de la situation n'aille pas au-delà de ce que peut entendre la personne. Mais à ce moment-là, l'information délivrée ne correspond pas à la requête du patient qui voudrait savoir « toute la Vérité ». La responsabilité du médecin doit alors s'exercer en pensant la relation. Le sens de l'acte d'informer est dans l'intention. Si l'intention est de respecter la loi et l'autonomie absolue du patient alors on peut donner toutes les informations crues en se défaussant de sa responsabilité sur la loi. C'est un comportement aisément adoptable par le plus grand nombre comme le montre l'expérience de Milgram parue en 1963 (41). L'autre chemin est de penser l'information comme une responsabilité propre du médecin et non la simple exigence de la loi. Alors tout est beaucoup plus complexe car il faut se garder d'asséner les informations « parce qu'elles sont demandées » et penser le sens de ces informations dans la vie du patient et dans la relation thérapeutique.

2. *Pourquoi informer le patient de son pronostic ?*

La légitimité d'informer un patient de son pronostic nous paraît aujourd'hui indiscutable dans notre fonctionnement autonomiste mais sur quels arguments éthiques et autres repose cette légitimité qui nous semble évidente ?

a- Les obligations

La loi du 4 mars 2002 établit qu'aucune information du dossier médical n'est opposable au patient comme décrit précédemment et que ce dernier a droit à une information « claire, loyale et appropriée ». Le diagnostic doit être communiqué au patient sauf si celui-ci exprime la volonté d'en être tenu dans l'ignorance. Par extension, certains médecins peuvent se sentir en devoir d'informer le patient de son pronostic. Mais au-delà de la loi, le praticien est également tenu à une obligation déontologique vis-à-vis de son patient. Il détient une information concernant ce dernier et qui peut avoir des conséquences directes sur sa vie quotidienne. La relation de confiance qui les unit incite le médecin à ne pas cacher la vérité au patient. Toutefois, cela est pondéré par le principe de non-malfaisance selon lequel le médecin souhaite préserver l'espoir de son patient et éviter de lui faire du mal en lui délivrant une information impossible à supporter.

b- L'autonomie du patient

La loi du 4 mars 2002 a promu l'autonomie du patient à l'image du modèle anglo-saxon. Et en effet, l'information pronostique au patient trouve sa justification en partie dans le respect de l'autonomie de ce dernier pour lui permettre de rester acteur de son traitement en pouvant prendre des décisions éclairées. Permettre au patient de continuer à prendre des décisions peut préserver l'espoir par un sentiment de contrôle (28,42). En effet, ce sentiment permet d'entretenir une attitude de combat et de maîtrise repoussant la mort dans l'imaginaire « Le maintenant, c'est le fait que je suis maître, maître du passible, maître de saisir le possible. La mort n'est jamais maintenant » (43). Cette maîtrise et cette conscience permettent, sur un plan plus pratique, au patient de s'adapter à la façon dont le cancer va affecter sa vie quotidienne, organiser son futur et profiter de ses derniers instants (35,36,42,44). Au-delà et par le patient, l'information pronostique est aussi importante pour éviter le burn-out des proches : le fait de connaître le pronostic (bon ou mauvais) leur permet de proportionnaliser leurs espoirs et leurs efforts (9).

c- La bienfaisance

Le patient atteint de cancer suit tout au long de sa maladie, qui se termine par la guérison ou la mort, différents traitements adaptés au pronostic. Chez un patient atteint d'une maladie incurable métastatique, le cancérologue doit en permanence adapter les traitements et leurs objectifs en fonction de la balance bénéfice risque pour préserver au mieux la durée et la qualité de vie. La Bienfaisance veut donc que le médecin prodigue à son patient les soins ayant le meilleur rapport bénéfice-risque mais le bien-fondé de ces traitements n'apparaît pas toujours évident au patient qui a besoin d'explications pour accepter le traitement. La balance bénéfice risque doit donc lui être exposée et elle comprend souvent le pronostic. Cette problématique est plus exacerbée au stade d'échappement thérapeutique de la maladie : les chimiothérapies ou autres traitements spécifiques deviennent plus toxiques que bénéfiques, elles risquent même parfois d'abréger la vie des patients. Or, un patient qui n'est pas informé de son pronostic et le surestime à tendance à choisir des traitements agressifs au détriment de sa qualité de vie (45). Temel et al (32) ont montré par une étude contrôlée randomisée chez des patients atteints de cancer pulmonaire métastatique que l'introduction de soins palliatifs améliore la survie. Il apparaît donc paradoxalement bénéfique d'arrêter les chimiothérapies et mettre en place des soins palliatifs au domicile ou en unité de soins palliatifs (USP). Cette hypothèse est renforcée par l'audit de Mort (2008) (46) qui montre que parmi 514 patients (tous cancers solides et hématologiques confondus) ayant reçu une chimiothérapie dans le mois précédent leur décès 43% ont subi une toxicité grade 3 ou 4 ce qui entraîne une altération irréfutable de la qualité de vie. L'option des soins palliatifs apparaît donc médicalement bienfaisante mais en faire bénéficier le patient implique de l'informer de la nature des soins qu'on met en place et donc forcément de révéler le pronostic fatal. Ces annonces sont souvent très difficiles car, pour le patient, l'USP est un lieu terminal, sans après, un lieu dont on ne repart pas, tel un échafaud signant leur arrêt de mort.

Cependant, des discussions sur la prise en charge en fin de vie avec les patients semblent entraîner moins de réanimation, une hospitalisation plus précoce en USP et une meilleure qualité de vie sans augmenter le risque d'épisode dépressif majeur (47). Ce qui est un argument supplémentaire pour les informer de leur pronostic afin de soulager leur angoisse.

d- La non-malfaisance

L'information pronostique rend possible des situations mais peut aussi permettre d'en éviter d'autres, indésirables, voire catastrophiques. La littérature retrouve que dans la plupart des cas les patients estiment leur pronostic meilleur qu'il ne l'est en réalité (2,30,36–38), mais le cas inverse existe également même si plus marginal. Certains patients estiment leur pronostic bien pire qu'il ne l'est ou imaginent leur vie future comme insupportable et leurs souffrances supposées à venir impossibles à soulager. Dans de telles situations, le manque d'information sur le pronostic au sens large du devenir de la maladie, les traitements possibles, de la qualité de vie et de mort à venir, peut conduire certain patients au suicide ou à l'euthanasie, actuellement interdite en France (9). Parfois, moins on en dit pire les patients imaginent la situation.

Sur un registre moins dramatique, certaines études (2,48,49) rapportent que le fait de ne pas savoir engendrerait davantage de stress chez les patients et leurs proches et que l'annonce de mauvaises nouvelles n'est pas corrélée à un plus haut taux de dépression voire diminuerai le stress, l'incertitude et l'anxiété (30,48,50). Mais il existe un biais : le fait que les patients au courant de leur pronostic soient moins déprimés peut-être dû au fait que ceux qui sont déprimés ne désirent pas savoir et recherchent moins d'information.

e- La justice

Exposer clairement au patient le risque de la chimiothérapie en regard de son pronostic et du bénéfice qu'il pourrait en espérer donnerait toutes les clés au patient pour décider de poursuivre ou non un traitement toxique. Dans le cas où le patient choisirait de ne pas poursuivre un tel traitement, cela lui éviterait des toxicités mais éviterait aussi un surcoût à la société pour un traitement dont le rapport coût-bénéfice serait clairement défavorable. Mais faire entrer dans le débat cette notion de justice engendre un autre questionnement : comment et à partir de quand estimer qu'un coût est disproportionné par rapport au bénéfice sur une vie ? Et qui aurait à en juger ? Nous ne pourrons pas aborder ici cette question qui dépasse le cadre de ce travail. Quoi qu'il en soit, le choix de poursuivre ou non une chimiothérapie ne peut, éthiquement, être basé sur des considérations économiques mais sur le rapport bénéfice-risque. Il n'empêche que l'exposition claire de ce rapport pourrait faire tirer un bénéfice économique à la société en plus d'éviter des toxicités inutiles au patient tout en préservant sa qualité de vie.

3. *Pourquoi ne pas informer le patient de son pronostic ?*

a- La non-malfaisance

C'est le principe éthique le plus souvent invoqué dans les cas où l'on tient le patient dans l'ignorance d'un pronostic particulièrement grave. L'annonce d'une mauvaise nouvelle, en particulier lorsqu'elle touche au pronostic est une agression envers le patient qui déstabilise sa vie psychique en modifiant radicalement sa projection dans le futur. Cette agression peut être évidemment perçue en premier lieu comme malfaisante. Les patients sont capables de se défendre contre de telles agressions psychiques grâce à leurs mécanismes de défense et d'adaptation psychologique (11,51) mais les outrepasser en délivrant un excès d'information insupportable pour le patient risque d'aboutir à sa mort psychique (2,48,52) à travers la perte de l'espoir. Les conséquences psychiques de la délivrance d'une information non désirée peuvent être catastrophiques, spécialement dans le cas des patients atteints de cancer chez qui le taux de suicide serait deux fois plus élevé que chez les personnes atteintes d'autres pathologies (53), le risque est accru en cas de dépression associée ou d'anxiété très importante.

C'est la motivation principale des médecins qui ne délivrent pas toute l'information pronostique à leurs patients : préserver l'espoir (18,30,48,54,55). C'est un élément essentiel dans la maladie chronique et dans la maladie fatale pour permettre à la personne de vivre ses derniers instants et cette préservation est difficile lorsqu'un patient demande le pronostic alors qu'il ne le supporterait pas (51). L'ambivalence complique la préservation de l'espoir.

b- Le médecin

Le médecin est celui qui délivre l'information mais est donc aussi le premier obstacle dans le temps à l'information. On a vu que sa réserve était principalement justifiée par le principe de non-malfaisance pas ce n'est pas la seule raison. Dans une médecine de plus en plus active et efficace, la mort est toujours repoussée plus loin, il est difficile pour le praticien d'admettre que la maladie outrepasse les ressources thérapeutiques et cela est parfois vécu comme un échec (51) menant même certains à craindre de perdre leur réputation (13) mais ce phénomène est marginal et concerne davantage des médecins dont les pratiques sont assez éloignées de la clinique et de la mort. Un autre argument souvent avancé par les médecins est l'incertitude sur le pronostic et l'imprévisibilité de la mort (52), l'impossibilité d'appliquer des statistiques générales à un cas particulier complexe (2,14,48,55,56). Néanmoins, ces derniers temps, de plus en plus d'outils d'aide à l'estimation de l'espérance de vie se développent pour pallier à cette incertitude (56). Il n'en demeure pas moins que l'annonce pronostique reste une étape stressante pour beaucoup de médecins (2,48,55) qui ne s'estiment pas assez formés à la communication dans ce genre de situation (2,57). Il existe bien des programmes de formations mais leur efficacité reste débattue (58) celles qui semblent montrer une efficacité sont celles incluant des jeux de rôle (13,48,58).

Les médecins assument difficilement la violence de l'annonce faite au patient et qui relève de leur responsabilité (59).

c- La famille

Dans les situations de maladie cancéreuses avancées, les familles recherchent parfois davantage d'informations pronostiques que le patient lui-même et sont donc dans certains cas informées en premier. Certains prient alors l'équipe médicale de ne pas informer leur proche du pronostic (2) pour différentes raisons (60): la fragilité psychologique du patient, la sévérité de la maladie, la peur de détresse émotionnelle sévère, la supposition que le patient ne comprenne pas l'information, la peur de l'anxiété et de la dépression, la peur du refus des traitements par le patient.

4. *Comment préserver l'espoir ?*

« L'espoir est, de manière récurrente, identifié par les patients comme un élément essentiel de la discussion pronostique. Pourtant, l'espoir peut être engendré par des motifs différents selon les patients. Pour certain l'espoir est maintenu par l'absence de détails sur le pronostic alors que pour d'autre, aller droit au but et leur dire la vérité engendre l'espoir ». « L'espoir est associé à l'optimisme et certains patients craignent que la révélation de trop d'information ne détruise leur espoir, ce qui est universellement reconnu comme un résultat négatif. Les professionnels doivent donc décider de la quantité d'information à délivrer à chaque patient et comment la présenter. Les patients décrivent fréquemment qu'une information non désirée peut détruire leurs espoirs et il est donc important que la révélation du pronostic ne soit pas une procédure active maîtrisée par le médecin seul ». (30)

L'espoir est indispensable à l'être humain comme le dit le célèbre proverbe français « l'espoir fait vivre ». Une condition sine qua non connue pour préserver l'espoir d'un malade est de l'assurer qu'il ne sera pas abandonné par les soignants (42). L'espoir est souvent associé à la guérison mais pour un grand nombre de patients il ne réside pas que dans cela. L'espoir prend des visages différents selon les personnes (9,19,30,42,57): il va de l'espoir de guérison à l'espoir d'une mort confortable en passant par l'espoir de vivre assez longtemps pour assister à un évènement. Face à la diversité des espoirs, la diversité des défenses et des capacités ou incapacités à entendre certaines informations, il est nécessaire que l'abord de la discussion pronostique soit personnalisé et adapté au malade. L'information doit être délivrée graduellement en cherchant au fur et à mesure ce que le patient désire ou non savoir : tâche extrêmement compliquée compte tenu des limites de la communication humaine et de l'ambivalence du patient. Pour faciliter cette tâche, plusieurs études on tenté d'identifier des facteurs influençant le désir d'information pronostique.

Les facteurs suscitant l'espoir retrouvés dans une étude américaine de 2005(44) sont : la compétence de l'oncologue telle que perçue par le patient (87 à 90%), l'humour occasionnel (80%), l'assurance du contrôle de la douleur (87%), l'exposition de toutes les options thérapeutiques (83%). Facteurs détruisant l'espoir : un médecin anxieux, inconfortable (91%), un pronostic communiqué en premier à la famille (87%), l'utilisation d'euphémismes (82%), éviter de parler du cancer pour parler uniquement du traitement (75%).

 Les patients disent garder l'espoir par leurs relations, les croyances, la foi, l'assurance du contrôle des symptômes, le maintien de la dignité, une paix intérieure, l'humour, repenser aux évènements importants de leur existence (61). Le maintien de l'espoir par l'assurance de non-abandon et la considération du patient comme une personne à part entière sont retrouvés dans différentes études. Plusieurs études soulignent l'importance de ne pas donner de faux espoirs ou soutenir des espérances non réalistes des patients.

5. *Les facteurs influençant le désir d'information pronostique*

Les professionnels de santé évitent parfois de délivrer l'information pronostique car ils ne sont pas certains de la quantité d'information que les patients et leurs familles souhaitent recevoir, craignent que les patients et leurs familles perdent espoir. En même temps, les patients ne sont pas sûrs des questions qu'ils veulent poser ni de s'ils sont prêts ou non à entendre les réponses. Ainsi, les discussions n'adviennent souvent pas. Il est alors utile d'identifier des éléments prédictifs du désir d'information du patient.

a- Côté médecin

Une étude européenne publiée en 2009 dans « *Patient education and counseling* » (62) a étudié les intentions des médecins d'informer leurs patients sur leur pronostic. Les médecins les plus âgés étaient plus enclins à discuter du pronostic que les jeunes (plus de 50 ans vs moins de 40 ans), l'importance pour les médecins d'une philosophie de vie ou d'une religion semblait les inciter davantage à communiquer sur le pronostic. Le fait d'avoir eu une formation en soins palliatifs amenait davantage les praticiens à communiquer sur le pronostic, en revanche le nombre d'années d'expérience ne changeait pas significativement l'attitude. Les intentions d'information étaient plus importantes que les pratiques actuellement rapportées. Le pourcentage le plus bas restait toujours celui de la discussion de l'espérance de vie.

b- Côté patient

De nombreuses études ayant pour but d'identifier des éléments prédictifs du désir d'information du patient ont déjà été conduites à travers le monde mais la plupart sont de niveau de preuve 4 et très peu ont été conduites chez des patients atteints de cancer en phase avancée ou palliative. Walczak et al (63) ont cherché à identifier les facteurs favorisant l'adaptation et l'acceptation par les patients du pronostic chez des patients Anglo-saxons, dont l'espérance de vie était estimée inférieure à 6 mois. L'analyse de 34 entretiens semi-directifs a permis d'identifier des éléments prédictifs et de proposer un modèle de processus aboutissant à l'annonce pronostique (Figure 2). Les facteurs favorisant l'acceptation identifiés sont les suivants.

- L'acceptation par la famille de la condition des patients : cela permet d'éviter que le patient demande à endurer des thérapeutiques agressives à faible bénéfice pour rassurer ses proches.
- L'âge : il semblerait que les personnes plus âgées s'adaptent mieux aux maladies à pronostic fatal que les jeunes.
- Avoir du temps pour s'adapter : l'étude constate que plus le diagnostic est proche dans le temps, plus le patient est ambivalent et moins les questions liées au pronostic et à la fin de vie sont abordables.
- Les personnes qui ont déjà vécu des expériences les ayant exposées à la mort discutent le pronostic avec plus de facilité que les autres.
- Les symptômes importants et les preuves physiques (imagerie essentiellement) de la maladie la rendent plus réelle, perceptible en pratique, s'imposant à la conscience du malade et semblerai favoriser la « readiness » du patient à la discussion pronostique.
- Les croyances religieuses semblent associées à une meilleure acceptation du pronostic.

Figure 2. Tiré de: Walczak and al. Patient perspectives regarding communication about prognosis and end-of-life issues: How can it be optimised? Patient Educ. Couns. 13 sept 2011

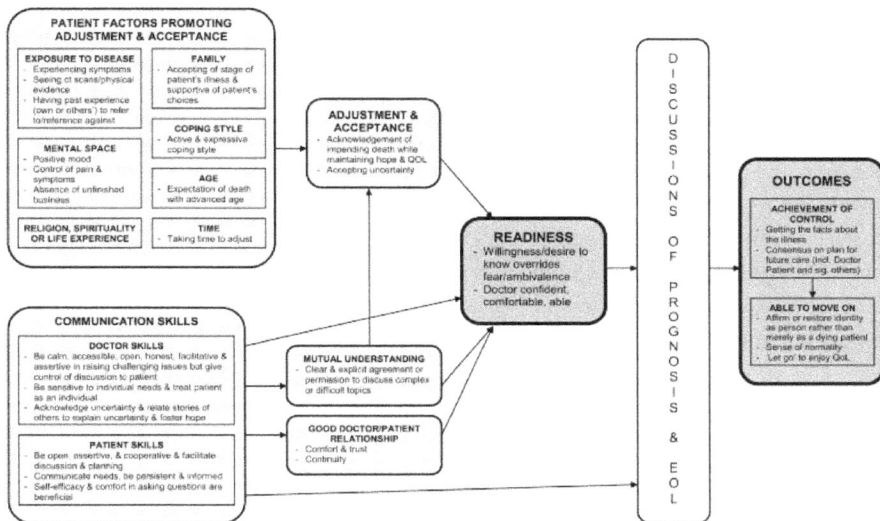

Toutefois, les résultats de cette étude sont controversés dans la littérature sur plusieurs points. Premièrement sur l'âge, une étude revue japonaise de la littérature (35) retrouve que les jeunes préfèrent davantage recevoir des informations même mauvaises que les personnes âgées. Une revue de la littérature datée de 2005 (36) retrouve ce même résultat de l'âge jeune comme facteur prédictif de désir d'information pronostique mais elle ne regroupe que des études dont la population est en phase précoce de cancer ce qui peut introduire un biais.

D'autres facteurs pouvant influencer le désir d'information pronostique ont été identifiés dans la littérature : ils sont de nature épidémiologique, psychologique ou liés à l'histoire de la maladie. D'autres facteurs épidémiologiques que ceux décrits plus haut influeraient sur le désir d'information pronostique : en particulier, les femmes seraient plus enclines à rechercher des informations sur leur pronostic que les hommes (35,36). Les personnes ayant un meilleur niveau d'éducation rechercheraient également davantage d'informations pronostiques (35).

Il paraît évident que l'état psychique de la personne malade joue un rôle dans son désir d'information ou non-information pronostique. En effet, on retrouve dans la littérature que les patients anxieux ont tendance à éviter l'information pronostique, ne souhaitent pas la recevoir ou préfèrent qu'elle soit communiquée à un proche (36) mais cette position n'est pas unanime, une autre étude rapporte que l'anxiété est associée à une plus grande recherche d'informations (35).

Au contraire, les personnes exprimant un besoin de contrôle (42,64) de la situation et celle ayant développé une adaptation à la maladie de type « combative » (35) sont plus activement à la recherche de l'information et la plus détaillée possible.

Concernant l'influence de l'évolution de la maladie elle-même, plusieurs éléments de la littérature rapportent que moins le pronostic est bon ou plus la maladie avance, moins les patients veulent d'information à son sujet (33,36,49). Ce phénomène semble moins marqué chez les personnes âgées (39). En concordance, on observe que les patients en fin de vie demandent moins d'information et de contrôle (33,49). Les patients diagnostiqués métastatiques depuis longtemps et ayant une longue espérance de vie seraient plus susceptibles de vouloir du réalisme (44).

L'ensemble de ces études donne des pistes pour construire des études de haut niveau de preuve type cas-témoins pour rechercher des facteurs permettant d'identifier plus spécifiquement les patients désirant ou non une information mais on risquerait alors de catégoriser et dogmatiser quelque chose qui ne l'est pas.

6. *L'influence de la culture*

Les Anglo-saxons recherchent davantage à connaître leur pronostic (36) et l'attitude médicale autonomiste qui consiste à préférer la révélation complète du pronostic aux patients est plutôt d'inspiration anglo-saxonne (2,42). Il faut noter que les comportements des patients et des médecins vis-à-vis de l'information pronostique diffèrent selon les cultures.

Il existe des différences culturelles quant à la volonté d'informer ou non les patients sur leur stade terminal. Les peuples orientaux et certaines cultures européennes préfèrent ne pas révéler le pronostic (63). En Europe, on observe un gradient nord-Sud dans la propension des médecins à informer ou non leurs patients de leur pronostic. Les médecins sont plus réticents à délivrer cette information en Italie qu'en Suède (62). Bruera et al. (65) ont conduit en 2000 une étude sur l'information diagnostique et pronostique aux patients atteints de cancer chez 182 médecins de soins palliatifs au Canada, en Amérique du Sud et en Europe francophone. Les médecins qui pensent que plus de 60% de leurs patients désirent connaître le caractère terminal de leur maladie sont : 93% au Canada, 26% en Europe, 18% en Amérique du Sud et pourtant la plupart d'entre eux (sans différences entre les différents pays) estiment que tous leurs patients devraient être au courant du caractère terminal de leur maladie et que cela améliorerait leur qualité de vie. Les intentions de communication des médecins européens et sud-américains sont donc influencées par leurs perceptions des désirs des patients. Mais est-ce une simple perception des médecins ou y a-t-il de véritables différences culturelles entre les patients également ? Il existe en effets des différences entre les cultures orientales et occidentales dans le désir d'information pronostique, on retrouve spécialement des données sur la discussion de l'espérance de vie. Moins de 30% des patients asiatiques souhaitent discuter leur espérance de vie alors qu'environ 60% des Occidentaux préfèrent en parler (35). Les Occidentaux recherchent davantage d'information. Au Japon, « l'inconscience de la mort » est un des facteurs majeurs d'une bonne mort (35) alors qu'en occident on cherche davantage à contrôler la mort afin de contrôler sa vie.

Le degré d'implication souhaité de la part de la famille lors de l'annonce d'une mauvaise nouvelle révèle également des différences culturelles. Alors que 78% des patients japonais préfèrent recevoir l'information en présence de leurs familles, seulement 40% le souhaitent en Irlande, 53 à 57% en Australie et 61% au Portugal. A contrario, 81% des patients aux États-Unis veulent être seuls à la consultation (35). Le moindre souhait de présence de la famille dans les pays Anglo-saxons peut s'interpréter comme une logique plus individualiste au sens de « centrée sur l'individu et non le groupe » et plus autonomiste.

L'intérêt de notre étude est entre autres d'étudier le sens de l'information pronostique dans une population française pour laquelle la littérature sur le sujet est encore pauvre. Le sujet commence malgré tout à susciter des interrogations chez les médecins français comme le montre la thèse du Dr Joffin (19) qui avait pour but de « *faire un état des lieux du besoin d'informations ressenti par les patients atteints d'un cancer à un stade métastatique et de rechercher des facteurs pouvant l'influencer* » et était la première étude de ce type réalisée en France.

Patients et méthode

I. Élaboration de la problématique

A. Les facteurs prédictifs

Pour discerner plus facilement les patients qui désirent savoir de ceux qui ne le veulent pas, l'identification de facteurs prédictifs pourrait se révéler utile. Quelques études anglo-saxonnes ont retrouvé des facteurs significativement associés au désir d'information pronostique, ces facteurs peuvent aider le praticien à adapter son attitude et orienter son discours dans des situations complexes mais il faut poser des limites à l'utilisation de ces facteurs dans l'adaptation de l'attitude du praticien. Premièrement, l'utilisation de facteurs prédictifs risque de figer quelque chose qui doit être adaptable et adapté. Deuxièmement, ces études ont été réalisées dans des pays anglo-saxons où les comportements des patients vis-à-vis de l'information médicale et du pronostic ne sont pas les mêmes qu'en France. Troisièmement, les facteurs prédictifs de la volonté d'un patient de connaître son pronostic ne peuvent être fiables car le plus souvent lui-même ne sait pas vraiment ce qu'il désire où non savoir.

B. L'ambivalence du patient face à l'information pronostique

Les patients demandent à connaître leur pronostic et à avoir une information personnalisée et adaptée à leurs besoins. Le patient est toujours ambivalent dans sa demande d'information : il désire savoir car « *tout homme désire naturellement savoir* » (66) mais n'aimerait avoir que les bonnes nouvelles (10,19) ou du moins que les mauvaises soient énoncées dans un champ lexical positif (36).

En cancérologie plus la maladie progresse et plus la communication sur le pronostic devient compliquée entre l'ambivalence du patient, la nécessité d'information pour mettre en place une prise en charge adaptée et les problèmes de compréhension entre médecins et patients inhérents à l'altérité qui les sépare. Il est alors difficile pour le médecin d'évaluer ce que peut et veut entendre un patient lui-même ambivalent. « *Les patients veulent que les médecins soient honnêtes mais 91% d'entre eux les veulent aussi optimistes. Mais l'honnêteté et l'optimisme peuvent parfois paraître incompatibles* » (30).

C. Intérêt de l'étude

Il serait utile d'identifier des facteurs précis et objectifs permettant d'identifier plus spécifiquement les patients désirant ou non une information mais on risquerait alors de catégoriser et dogmatiser quelque chose qui ne l'est pas. Une autre approche consiste à comprendre les mécanismes et raisons pour lesquelles les patients ne demandent pas une information qu'ils désirent, pourquoi ils demandent une information qu'ils ne désirent pas.

Il semble pertinent d'explorer les attentes en matière d'information pronostique dans différentes situations où elles sont en adéquation ou en opposition avec l'information reçue afin de mieux comprendre ces attentes à la lumière de la confrontation avec l'information (Figure 3) ce qui permet, dans certaines limites d'explorer l'ambivalence. Même si l'ambivalence persiste toujours mais sous une autre forme : le patient peut rapporter comme « non désirées » des informations qu'il a demandé (34) et comme « manquantes » des informations qu'il n'a pas l'intention de demander. L'entretien semi-directif permet aux patients de s'exprimer sur ces informations ou reste une part d'ambivalence qu'il est possible d'explorer.

Notre étude vise à identifier et comprendre les attentes des patients atteints de cancer métastatique incurable en termes d'information pronostique ainsi que l'impact et le sens de ces informations.
Tension éthique sous-jacente : Le devoir d'information loyale au patient pour faire valoir et respecter son autonomie entre en contradiction avec le principe de non-malfaisance en cas d'annonce d'un mauvais pronostic

La construction du guide d'entretien s'est basée sur les rapports entre l'information attendue ou désirée par le patient et l'information délivrée ou non délivrée lors de l'entretien d'annonce de mauvaise nouvelle en lien avec le pronostic. Ces rapports sont illustrés par la figure 3.

Figure 3

	Information	Non-information
Attente d'information	1-Rencontre de l'attente. Pourquoi le patient désirait cette information, quelle importance et quel sens a-t-elle pour lui ?	3-Manque ressenti d'informations : degré de recherche de l'information, conséquences pratiques ?
Pas d'attente d'information	2- Information contre attente ou non désirée. Quels impacts ?	4-Informations non désirées et non reçues

1) Dans le cas où le patient a reçu une information qu'il souhaitait ou attendait. Le discours du praticien répond aux attentes du patient, nous rechercherons à savoir dans quelle mesure il y répond et pourquoi ces informations étaient attendues du patient, quelle importance personnelle elles ont pour lui.

2) Dans le cas où le patient a reçu une ou plusieurs informations qu'il n'attendait pas/ne désirait pas savoir il semble que les capacités d'assimilation des informations du patient aient été outrepassées. Dans cette situation, que les praticiens cherchent à éviter, il est difficile d'estimer a posteriori comment cette situation aurait pu être évitée. En effet, Kaplowitz et al.(34) ont montré dans 22,4% des demandes de pronostics qualitatifs et 2% des quantitatifs les patients demandent des informations qu'ils ne désirent pas savoir à priori ou bien qu'ils auraient préféré ne pas savoir a posteriori, il l'ont parfois demandé en attendant une bonne nouvelle qui n'est pas venue. Ce qui est explorable ici c'est en quoi il aurait été mieux que cette information reste inconnue ? Quels effets néfastes a-t-elle qui puissent être prévisibles par le praticien ?

3) Dans le cas où le patient n'a pas reçu des informations qu'il aurait souhaité connaître alors qu'il a eu dans le mois un entretien avec son référent, la question est : pourquoi ne les a-t-il pas demandées ? C'est là que réside l'ambivalence du patient qui fait toute la complexité de l'annonce pronostique. Sans doute, beaucoup de patients diront qu'ils n'y ont pas pensé sous le coup de la sidération ou bien que le médecin n'avait pas de temps. Nous étudierons alors son degré d'intentionnalité de se procurer les informations : compte-t-il les demander à son référent à la prochaine occasion ? Compte-t-il se procurer les informations par un autre moyen ?

4) Dans le cas où le patient n'a pas reçu une information qu'il n'attend pas ou ne désire pas connaître, l'exploration directe par une question explicite n'est pas

possible. Cette information ne peut être obtenue que si le déroulement de l'entretien nous y amène ou par l'analyse du discours du patient.

II. Conception de l'étude

A. <u>Population</u>

Les patients ont été inclus entre le 15 janvier et le 31 mars 2013 par les praticiens hospitalo-universitaires, praticiens hospitaliers et chefs de clinique assistants du service d'oncologie de l'Hôpital Universitaire Cochin, les critères d'inclusion de la population dans l'étude étaient les suivants :

- Patient atteint d'un cancer incurable tout primitif confondu
- Patient suivi en hôpital de jour ou hospitalisé à Cochin
- Information récente mais datant de 6 jours au minimum par le médecin référent sur: l'incurabilité de la maladie et/ou la progression de la maladie métastatique et/ou l'arrêt des traitements spécifiques et/ou le transfert en USP. Ces types d'annonce constituent l'essentiel des étapes d'évolution de la maladie, la conséquence est que la population incluse dans l'étude sera très hétérogène mais restreindre les critères risque de diminuer trop le nombre de patients et d'entretiens nécessaires pour l'étude.
- Information délivrée il y a plus de 5 jours afin que le patient ait eu le temps d'intégrer ou oublier l'information et y réfléchir : en effet, une étude publiée dans le « Jonrnal of Clinical Oncology » en 2008 a montré que dans les 3 jours suivant une annonce de diagnostic de cancer du poumon (qui s'apparente à une mauvaise nouvelle) seulement 49% des patients étaient capables de se rappeler les objectifs du traitement (67). L'information devait dater de moins d'un mois : elle devait être assez récente pour que l'entretien puisse avoir lieu et limiter les biais de mémorisation.

Les critères d'exclusion étaient les suivants :
- Patient suivi exclusivement en consultation (car l'entretien aurait alors dû se faire juste après l'annonce et ne répondrait pas au critère d'un délai d'au moins 6 jours)
- Patient présentant un déni de la maladie évident ou aisément repérable
- Pathologie psychiatrique
- Évènement aigu à la date de l'entretien

- Symptôme intense non contrôlé
- Non-maîtrise de la langue française

Les patients vus en consultation par les médecins du service qui répondaient aux critères d'inclusion étaient signalés à l'infirmière de bureau de l'hôpital de jour avec qui l'investigateur avait un contact téléphonique bihebdomadaire afin de déterminer la prochaine date de venue du patient en hôpital de jour ou en hospitalisation.

B. Intervention

Il s'agit d'une étude qualitative basée sur des entretiens semi-directifs. À l'ère de l'evidence-based medicine les études qualitatives sont jugées de bas niveau de preuve. Leur intérêt est de pouvoir décrire et interpréter des phénomènes complexes impliquant des subjectivités interindividuelles, là où les études quantitatives trouvent leurs limites (68).

On a recueilli dans le dossier médical des patients inclus : l'âge, le sexe, l'origine ethnique, la situation familiale, la profession, la nature du primitif, la durée d'évolution de la maladie, le nombre de lignes de chimiothérapie, le délai écoulé depuis l'annonce, le type d'annonce, le motif de la venue à l'hôpital. Le patient n'était pas informé du projet de recherche avant sa venue à l'hôpital ni par le référent qui l'avait « screené » comme incluable ni par l'infirmière qui l'avait signalé à l'investigateur principal, et ce afin de faciliter la compréhension du projet de recherche par le patient. Lors de la venue du patient en hôpital de jour ou en hospitalisation traditionnelle, le projet de recherche a été présenté et expliqué au patient par l'investigateur principal selon les modalités de présentation prédéfinies (Cf annexe 1).

Les patients devaient tous fournir un consentement oral après information pour que l'entretien puisse avoir lieu. Suite à l'accord du patient, l'entretien commençait alors seul à seul avec l'investigateur principal dans la chambre du patient en suivant le guide d'entretien élaboré pour l'étude. Le patient avait possibilité d'y mettre un terme à tout moment sans explication. Les entretiens ont fait l'objet d'un enregistrement numérique par Iphone4 après accord du patient, les données anonymisées ont été stockées sur clé USB dans un fichier crypté et protégé par mot de passe de haute sécurité.

C. Analyse

Les entretiens ont été retranscrits verbatim pour analyse et identification des thèmes et sous-thèmes abordés par les patients. Les entretiens n'ont pas été filmés, l'analyse de la communication non verbale sera donc ici très limitée. L'analyse des entretiens retranscrits a été conduite selon deux méthodes complémentaires. La première consistait en une relecture neutre et objective des entretiens qui consistait à identifier tous les sous-thèmes abordés par les patients au cours de l'entretien. Dans un second temps, ces sous-thèmes étaient regroupés selon des thèmes.
La seconde analyse, plus interprétative, consistait à lister les réponses des patients aux différentes questions posées par le guide d'entretien et relever les liens logiques établis par le patient entre les différents thèmes et idées qu'il annonçait.

Résultats

I. Population et entretiens

Au total, 10 patients étaient incluables dans l'étude, neuf ont pu avoir un entretien. Un patient a refusé l'entretien car sa femme ne pouvait y assister. Cinq hommes et 4 femmes ont été vus en entretien, la moyenne d'âge était de 57 ans [36-69]. Les caractéristiques de la population sont résumées dans le tableau 1. La durée d'évolution moyenne de la maladie était de 26,5 mois. Les patients étaient atteints primitifs différents (tableau 2). Les données concernant la consultation d'annonce et l'entretien sont résumés dans le tableau 3, la durée moyenne d'entretien était de 15 minutes et trente secondes. En pratique, les entretiens ont pu se dérouler comme prévu lors de la construction de l'étude selon le guide d'entretien préétabli (consultable en Annexe 2). Les patients n'étaient informés de l'étude ni par leur référent qui par l'infirmière lors de la convocation en hospitalisation ou en hôpital de jour. Les objectifs et principes de l'étude étaient expliqués au patient par l'investigateur principal (Clara Vazeille) le jour même de l'entretien prévu. Le consentement oral de la personne était recueilli avant de commencer l'entretien. L'information délivrée au patient est consultable en Annexe 1. L'analyse des entretiens a été conduite suivant deux lectures différentes: analyse par thème et analyse suivant les réponses aux questions posées. La grille complète des thèmes et sous thèmes abordés par les différents patients est consultable en Annexe 3.

Tableau 1

	Âge	Entourage	profession	Origines culturelles
M. 1	39	Célibataire sans enfants. Mère et frères présents	Cuisinier	Européennes
Mme 2	46	Mariée, deux filles	Agent commercial	Européennes (DOM TOM)
Mme 3	67	Pacsée, 3 enfants	Professeur d'anglais	Européennes
M. 4	62	Marié 2 enfants	Responsable de maintenance	Européennes
M. 5	69	Vit seul, un frère présent	Chauffeur privé	Européennes
M. 6	63	Célibataire sans enfants, un frère présent	Chef d'entreprise	Européennes
Mme 7	65	Mariée 2 enfants , nombreux petits-enfants	ouvrière	Européennes
M. 8	73	Célibataire sans enfants, un frère , belle-sœur et neveux présents	coiffeur	Européennes
Mme 9	39	Mariée sans enfants, famille à l'étranger	traductrice	Chinoises

Tableau 2

	Primitif	Durée d'évolution (mois)	Nombre de lignes de chimiothérapies avant la présente
M. 1	Synovialosarcome	19	3
Mme 2	Côlon	33	6
Mme 3	Ovaire	28	5
M. 4	Leiomyosarcome	17	2
M. 5	Carcinome hépatocellulaire	22	3
M. 6	Estomac	1	1
Mme 7	Carcinome hépatocellulaire	31	1
M. 8	Liposarcome	15	1
Mme 9	Tumeur des gaines nerveuses périphériques	21	2

Tableau 3

	Annonce	Motif hospi.	Délai depuis l'annonce (jours)	Durée entretien (minutes)	Interruptions
M. 1	Progression métastatique	Chimiothérapie	14	26'55	0
Mme 2	Progression locorégionale	Évaluation des effets indésirables	15	13'53	1
Mme 3	Progression locorégionale	Ponctions d'ascite + chimiothérapie	6	15'30	1
M. 4	Progression locorégionale	chimiothérapie	8	10'03	1
M. 5	Progression métastatique	Bisphosphonate	8	17'22	2
M. 6	Arrêt des traitements spécifiques	Bilan initiale et Chimiothérapie	8	15'16	2
Mme 7	Progression locorégionale	Chimiothérapie	8	7'03	1
M. 8	Incurabilité (inopérabilité)	Chimiothérapie	18	17'11	1
Mme 9	Progression métastatique	Chimiothérapie	10	16'18	1

II. Adéquation entre l'annonce consignée dans le dossier et la compréhension du patient

La plupart des patients (5/9) disaient avoir retenu de l'entretien l'échec du traitement précédent et la mise en place d'un nouveau traitement. Quatre patients ont rapporté avoir compris la même évolution de la maladie que celle qui était consignée dans le dossier, dans trois des cas il s'agissait d'une progression de la maladie métastatique et dans un cas d'une progression locorégionale : Mme 9 36 ans, M. 1 39 ans, Mme 2 47 ans et M. 5 69 ans ; les durées d'évolution de leur maladie étaient respectivement de 21, 19, 33 et 22 mois. Parmi les personnes qui ne rapportaient pas une information semblable à celle consignée dans le dossier, trois avaient reçu une information sur la progression locorégionale de la maladie, 1 sur l'incurabilité de la maladie et 1 sur l'arrêt des traitements spécifiques. Parmi les 3 personnes qui avaient reçu la nouvelle de la progression locorégionale de leur maladie : M. 4 pensait qu'il s'agissait d'une rechute après une phase de rémission, Mme 3 parlait d'un nouveau symptôme mais pas d'une progression de la maladie, Mme 7 parlait de la fin de l'efficacité du traitement précédent mais disait ne pas avoir parlé de l'évolution de la maladie avec son référent. M. 8, informé de l'incurabilité de sa maladie à l'occasion d'une récusation chirurgicale, rapportait avoir bien compris ne pas pouvoir être opéré, pensait que la chimiothérapie à venir constituait un espoir de guérison mais que si elle ne marchait pas il ne pourrait sans doute pas être guérit. « *Si y'a pas d'opération prévue, si avec la chimio on peut pas l'enrayer bah… je sais pas ce que çà va… ce qui va se passer après* » « *puisque c'est inopérable y'a qu'avec la médication qu'on peut arriver à stopper c'truc là, bon bah… on verra bien hein…* » « *Je sais pas si çà s'ra long hein ! À partir du moment où on peut pas guérir euh… çà ne durera pas vingt ans hein.* »

Le patient qui a récemment été informé de l'arrêt des traitements spécifique n'a pas compris pourquoi on les arrêtait et demande s'il va guérir sans envisager d'autres possibilités. À noter que ce patient était également celui dont la durée d'évolution de la maladie était la plus courte : 1 mois. Il est possible que la rapidité des évènements ait surpassé ce que cette personne pouvait accepter et que ses mécanismes de défense ne lui aient pas permis de comprendre les tenants et les aboutissants de sa situation.

Il n'a été retrouvé dans les caractéristiques épidémiologiques des quatre personnes ne sous-estimant pas explicitement l'étendue de leur maladie aucun point commun. La compréhension de l'étendue de la maladie ne semble pas pouvoir être prédite sur des facteurs objectifs épidémiologiques.

III. Thèmes et sous-thèmes

A. La Maladie

La maladie était, avec le traitement, le thème le plus souvent abordé par les patients. Son évolution récente était abordée par la plupart des patients sous plusieurs formes : ils évoquaient, dans l'absolu, sa progression ou bien parlaient de ses manifestations cliniques ou radiologiques. Cinq patients parlaient des symptômes de la maladie et cinq de ses manifestations radiologiques pour expliquer sa localisation, trois parlaient des deux types de manifestation. M. 5 et M. 8, se félicitaient de la pauvre symptomatologie de leur maladie et la décrivaient par les connaissances radiologiques qu'ils en avaient. Deux patients insistaient sur l'importance pour eux d'avoir été informé sur les localisations de leur maladie. M. 1 désirait les connaître pour savoir et se représenter concrètement la maladie, Mme 2 désirait connaître les localisations afin d'être rassurée quant au fait que ses organes vitaux n'étaient pas atteints.

Seuls deux patients : M. 6 et Mme 7 ne mentionnaient presque pas leur maladie lors des entretiens, ils n'en parlaient qu'à travers la possibilité d'une guérison et n'abordaient pas les autres sous-thèmes. Le sous-thème de la guérison permet d'identifier deux groupes de patients : ceux qui envisagent une guérison et la place comme « l'information importante » (M. 1, M. 4, M. 6, Mme 7, M. 8) et ceux qui ne la mentionnent pas (Mme 2, Mme 3, M. 5, Mme 9). Peu de patients envisagent explicitement une aggravation ultérieure de leur maladie (seulement trois : Mme 2, M. 8, Mme 9). Il est intéressant de noter que M. 8 envisage une guérison mais également une aggravation de son état. Seulement trois autres patients abordent le sous-thème l'imprédictibilité de l'avenir concernant leur maladie, ces trois n'envisagent pas explicitement une guérison. Ces patients ont donc accepté l'incertitude liée à leur état, cette imprédictibilité et cette incertitude ne semblent pas être source d'angoisse mais source d'espoir.

En ce qui concerne le sous-thème de l'espérance vie il est abordé par sept des neuf patients : deux demandent explicitement à savoir combien de temps il leur reste, pour deux autres cette question n'a pas de sens, les trois restants parlent de leur espérance de vie potentiellement réduite: l'une l'espère assez longue pour assister à un évènement les deux autres disent penser ou savoir que leur espérance de vie est relativement courte.

B. Le traitement

Tous les patients, sans exception, abordaient le sous-thème du nouveau traitement (et dans le cas de M. 6, l'arrêt du traitement antérieur). Les patients investissaient tous beaucoup le nouveau traitement comme une nouvelle chance. Les traitements antérieurs sont également évoqués par tous les patients selon plusieurs visions différentes. Une majorité de patients (5/9) parlaient de l'échec des traitements antérieurs qui justifiait l'introduction du nouveau traitement. Deux patients mentionnaient les traitements antérieurs sans leur apporter de jugement et, étonnement, deux patientes (Mme 2 et Mme 3) évoquaient l'efficacité des traitements antérieurs qui leurs ont permis de vivre plus longtemps, aucune de ces deux patientes n'envisage explicitement la guérison. Une majorité de patients (6/9) parle des effets indésirables des traitements de manière générale. Mme 9, seule, parle de la possibilité de traitements complémentaires par soi-même en adaptant son hygiène de vie en complément des chimiothérapies. Cette approche du traitement anticancéreux peut-elle être expliquée par ses origines chinoises ? Cela est tout à fait possible car il semblerait que l'hygiène de vie occupe une place centrale dans la médecine chinoise depuis toujours (69). Le traitement de la maladie est donc le deuxième thème majoritairement abordé par les patients avec le traitement à travers son efficacité et sa tolérance.

C. Les soignants

Ce thème est abordé par toutes les personnes interrogées hormis Mme 7. Le sous-thème récurrent est la confiance dans l'oncologue référent qui n'est pas exclusif avec le fait que le patient puisse penser qu'il ou elle ne lui dit pas tout. Tous les patients ont dit avoir confiance en leur référent, seuls deux n'abordaient pas ce thème : M. 6 et Mme 7 dont on verra plus tard qu'ils sont parmi ceux qui sont dans l'impossibilité d'entendre que la guérison n'est pas possible. Quatre des neuf patients rapportent que leur référent manque de temps ce qui était toujours présenté comme une limite à l'information par le référent et/ou à la pose de questions par le patient.

D. L'État psychique

Quatre des neuf patients (M. 1, M. 4, M. 5 et Mme 9) déclaraient avoir eu une baisse de moral après l'annonce de la progression de leur maladie, chez M. 1 et M. 4 elle s'associait à de la colère ; M. 5 ne décrivait qu'une baisse de moral intermittente tandis que Mme 9 témoignait d'une grande angoisse qui s'est apaisée avec les encouragements de ses proches. Les trois autres patientes ne décrivaient pas de baisse de moral mais d'autres sentiments. Mme 3. disait avoir meilleur moral après l'entretien d'annonce avec son médecin référent car elle a une grande confiance en lui. Les deux autres personnes décrivaient le maintien de leur moral plus par le biais d'une réassurance : Mme 2 était soulagée que la progression n'ait pas touché ses organes vitaux, Mme 7 était rassurée qu'on ne lui ait pas dit que la guérison serait impossible car elle craignait que ce type d'information ne lui détruise le moral. Plusieurs articles (48,50) attestent que la communication du pronostic n'induit pas plus de dépressions : cela est peut-être vrai mais il faut temporiser ces propos en précisant que cela n'empêche pas la perte de moral, la tristesse et la colère. D'autres patients ne déclaraient pas directement avoir une baisse de moral mais exprimaient leur colère (M. 6) ou leur angoisse (Mme 2 et Mme 7). Il est à noter que ce sentiment de détresse semble exprimé différemment selon le sexe de la personne : les femmes le manifestent plus couramment par l'angoisse et les hommes par la colère.

Le sous-thème relatif à l'état psychique évoqué par le plus de patients est l'espoir (4/5) indépendamment du fait que la guérison soit ou non envisagée par le patient. C'est un fait bien connu « les malades gardent l'espoir, vous leur devez l'espérance » disait Yves Pelicier (70). L'espoir est la plus grande force d'une personne atteinte d'une maladie mortelle, il serait criminel de lui ôter. Parallèlement à cet espoir, les patients éprouvent des sentiments plus négatifs tels que l'angoisse et la colère qui sont plus souvent exprimés verbalement par les patients qui envisagent la guérison et y attachent beaucoup d'importance. Mais comme toujours en médecine et en éthique tout n'est jamais tout noir ou tout blanc. Mme 9 ne semble pas penser qu'une guérison soit possible mais elle dit bien qu'elle a été très angoissée les quelques jours qui ont suivi l'annonce de la progression métastatique et de la faible chance de succès des traitements, avant d'être encouragée par sa famille qui lui a redonné le moral. M. 8, lui, qui envisage encore la possibilité d'une guérison mais également la possibilité inverse n'exprime ni angoisse ni colère. J'ai parlé de l'expression verbale de l'angoisse et de la colère mais il n'est pas dit que parce que ces sentiments ne sont pas exprimés par les autres patients semblant avoir fait le deuil de la guérison qu'ils n'existent pas. Par exemple, Mme 2 dis «*ce qui serait grave pour moi, c'est que çà remonte aux organes, aux organes genre le foie, le poumon* ». Dans cette phrase : ni angoisse ni colère explicitée, mais elle a fondu en larmes à ces mots. Le fait d'avoir fait le deuil de la guérison et de savoir qu'elle n'est pas possible semble en effet associé à une diminution des manifestations d'angoisse et de colère mais il serait tout à fait illusoire de penser que la compréhension du caractère fatal de sa maladie soit un remède sans maux permettant la diminution de l'angoisse pour une acceptation sereine de la fatalité.

E. La Vie quotidienne

Ce thème est abordé par la majorité des patients à l'exception de M. 6. Il se découpe en plusieurs sous-thèmes dont l'un des principaux est l'entourage familial sur lequel disent s'appuyer 5 des 9 patients vus en entretien, ce qui n'est pas exclusif avec le désir de les protéger : M. 1 et Mme 2 disent qu'ils essayent de protéger leurs proches de la situation en leur en parlant peu. Il est difficile d'analyser ce sous-thème plus en détail car les résultats sont très variés en raison de la complexité des interactions des patients avec leurs proches qui ne sont pas l'objet principal de l'étude et qui ont donc été difficiles à évaluer dans leur globalité au cours d'un simple entretien individuel. Néanmoins M. 4, M. 6. et Mme 7 ont rapporté que ce qu'ils avaient appris durant l'entretien n'avait induit aucun changement dans les relations qu'ils ont avec leurs proches ; Mme 3 évoquait le fait que la chimiothérapie rythmait sa vie mais aussi celle de son mari. Seul M. 5 racontait que « *Quand on est malade tout le monde disparaît* ».

Un autre sous-thème important est la qualité de vie abordée par quatre patients : Mme 2, Mme 3, M. 5 et M. 8. Un seul d'entre eux envisage encore explicitement la guérison. On assiste donc à un glissement des attentes de la guérison vers la qualité de vie au cours du cheminement que le patient parcourt dans l'acceptation de sa maladie et de son incurabilité.

Un dernier sous-thème qui n'est abordé que par des personnes qui attendent explicitement la guérison est l'activité professionnelle : sa poursuite, la question de la reprise. Le travail est en effet associé à la bonne santé, condition pour pouvoir travailler correctement, son arrêt constitue un deuil générateur de stress d'autant plus qu'il est lié à la maladie. Le caractère définitif de l'arrêt de travail coupe davantage le patient du monde des gens en bonne santé de par le fait de l'arrêt en lui même mais aussi par la disparition des fonctions sociales et symboliques du travail. Symbolique dans le sens où celui qui travaille, contrairement à celui qui ne travaille pas, serait « utile » et aurait plus de légitimité.

F. L'information

C'est le thème majeur de l'étude présentée ici. Les sous-thèmes sont multiples : les informations reçues, les informations importantes, les informations désirées manquantes, les informations non désirées, la recherche d'informations. On étudiera dans cette partie le sens qu'ont ces informations pour les patients.

1. *Les informations reçues*

Sur les neuf patients vus en entretien, quatre expriment une satisfaction quant aux informations reçues. Parmi eux, Mmes B et M vont jusqu'à dire qu'elles ont reçu de bonnes nouvelles. Ces patientes semblant avoir fait le deuil d'une guérison et privilégiant la qualité de vie, leurs objectifs sont différents de ceux des personnes n'ayant pas fait ce cheminement et leurs craintes ne sont pas non plus les mêmes. Si nous prenons l'exemple de Mme 2, sa crainte est clairement l'apparition de métastases viscérales qui pourraient mettre en jeu sont pronostic vital. Elle sait que la mort viendra, elle craint son approche et ne se fixe donc pas les mêmes objectifs que M. 1 qui souhaite reprendre son activité professionnelle le plus vite possible.

2. *Les informations importantes*

a- La guérison

Cinq patients sur 9 rapportaient que l'information importante pour eux était la possibilité d'une guérison alors que celle-ci n'avait pas été mentionnée dans l'entretien et que leur maladie était reconnue comme incurable. Il s'agit donc davantage d'une information manquante que d'une information reçue importante mais il convient de la mentionner ici car elle a souvent été invoquée en réponse à la question «Parmi les informations que vous avez reçues, lesquelles ont le plus d'importance selon vous ? ». Les patients passant outre la mention « informations reçues ». Il leur a donc été demandé en quoi cette information était importante pour eux, la réponse évidente serait pour faire valoir leur autonomie et pouvoir se projeter de manière adaptée dans l'avenir….

Parmi les cinq personnes qui disent que l'important pour eux est de savoir s'ils vont guérir, 4 rapportent cette information comme manquante. La cinquième, Mme 7 ne l'évoque pas comme information manquante ni comme information reçue, elle en parle comme d'une information très importante car sans cela elle craint d'être trop triste et de laisse rune mauvaise image à sa famille, elle a peur « *De penser à la mort et puis plus être comme avant* », il paraît donc important de rassurer cette personne. Pour les 4 personnes signalant l'information sur la guérison comme manquante, elle l'est pour les raisons différentes : M. 1 veut savoir ses chances de guérison afin d'être encouragé, il n'envisage donc pas que la guérison ne soit plus possible. M. 4 veut le savoir pour faire valoir son autonomie et profiter de la vie si jamais ses chances de survie son minces. M. 6 demande cette information pour se projeter dans l'avenir *«si je sais que j'vais pas mourir eh bah je vais me projeter dans l'avenir autrement »* ; à l'évocation de l'éventualité contraire cette personne garde le silence puis change de sujet. M. 8, lui, a besoin de cette information pour des raisons matérielles : afin d'organiser sa succession et ses affaires financières. Parmi les 5 patients qui parlent de guérison il y en a donc 3 (M. 1, M. 6 et Mme 7) qui veulent connaître leurs chances de guérison dans le but d'être rassurés.

b- La qualité de vie

La plupart des patients disent que l'information qu'ils ont reçue lors du dernier entretien ne change rien dans leur vie pratique quotidienne. Cependant, trois patients, Mme 3, M. 5 et Mme 9, évoquent les limitations des voyages par les traitements et rendez-vous itératifs qui découlent de la progression métastatique. Mme 2 se plaint de l'altération de la qualité de vie par le nouveau traitement. Mmes B et M indiquaient que l'important pour était que leur qualité de vie soit préservée par des traitements dont les effets indésirables étaient limités ou pouvaient être contrôlés. Il est important de noter que ces deux patientes n'ont jamais mentionné lors de l'entretien la possibilité d'une guérison et qu'elles parlaient de leur vie depuis le diagnostic de cancer comme une « survie », ce qui suggère donc que ces deux patientes avaient pleinement conscience du caractère incurable de leur maladie et avaient redirigé leur implication non plus vers la guérison mais vers la qualité de vie. Pour l'une de ces patientes, l'importance de ce qui s'est passé durant l'entretien de réside pas tant dans ce qui s'est dit que dans la relation de confiance qu'elle a avec son cancérologue et qui lui redonne le moral et l'espoir. Pour la plus jeune des patientes, Mme 9, l'information importante retenue était que si le nouveau traitement ne marchait pas elle risquait fort de mourir, c'était important pour elle afin de pouvoir faire venir sa famille de l'étranger et les revoir. Il est à noter que ces quatre patients qui parlent de l'impact de la progression métastatique sur leur qualité de vie sont les quatre qui n'ont pas évoqué la possibilité d'une guérison pendant l'entretien et qui connaissent probablement le statut incurable de leur maladie.

Les informations importantes dépendent donc du chemin qu'a parcouru le patient dans son acceptation de la maladie et de l'incurabilité : on retrouve un glissement de l'importance accordée par le patient à la guérison vers la qualité de vie au fur et à mesure qu'il fait le deuil de la première.

3. *Les informations désirées manquantes*

Deux informations désirées manquantes majeures sont identifiées et sont demandées uniquement par les personnes qui attendent la guérison : « la vérité » et la réassurance. Paradoxe intéressant.

a- *La Vérité*

« La vérité n'est pas un absolu, un dogme avec une temporalité prédéterminée. Le temps des uns n'est pas le temps des autres » (71).

Trois patients exigent qu'on leur dise « la vérité ». Mais ce terme revêt trois significations différentes selon les personnes. M. 1 veut la vérité sur les localisations de la maladie ; M. 4 veut la vérité sur la possibilité ou non d'une guérison ; M. 6 dit vouloir savoir s'il va mourir ou non. La demande de vérité tourne deux fois sur trois autour de la mort.

Plusieurs patients demandent à connaître leur pronostic sous la formulation suivante : « Combien de temps il me reste à vivre ? ». Dans cette série d'entretiens, 3 patients ont mentionné leur espérance de vie quantitative, de plusieurs manières différentes. M. 4 pose la question de la quantité de vie lui restant de manière assez brutale mais une discussion plus poussée permet de comprendre se qu'il attend réellement.

P : En clair combien de temps qu'il me reste à vivre quoi ! C'est çà que je me pose comme question !

I : Et pourquoi vous essayez de savoir combien de temps ?

P : beeeh ! Pourquoi je me pose des questions parce que c'est ma santé, c'est ma... c'est moi !

I : oui ? Mais pourquoi vous voulez savoir combien de temps ?

P : Bah parce que comme... je sais pas... comme çà... mm dans ma tête comme çà je me dis tiens euh voilà

I:Parce que... de savoir...

P : Enfin dans combien de temps euh... C'est un peu délicat de dire çà c'est c'est... c'est... pour combien de temps j'en ai encore enfin si çà peut durer si je peux être guéri, si je peux... c'est toutes les questions qu'on se pose çà.

I : Donc c'est pas vraiment une durée que vous voulez savoir c'est comment est-ce que...

P:Oui. Est-ce que dans le temps ça peut tenir, çà peut évoluer quoi

I : C'est pas... Vous voulez pas savoir...

P : Si j'en ai encore pour deux jours à vivre quoi

I : 20 ans, 30 ans, 15 ans, 2 jours.

P : Non, c'est pas çà, c'est dans le temps, est-ce que çà peut guérir est-ce que çà peut... je sais pas

Ce patient demande un pronostic qualitatif qui est la possibilité ou non d'une guérison qu'il formule sur un mode quantitatif.

Mme 3 et M. 5 présentent la chose différemment. Mme 3 dit qu'il ne lui viendrait pas l'esprit de demander à son oncologue référent combien de temps il lui reste à vivre car elle pense qu'on ne peut pas précisément le savoir et puis « *çà limiterai l'horizon* ». M. 5 l'évoque en riant: « *De toute façon elle peut pas savoir non plus parce que je peux lui demander "quand je vais mourir ?" elle le sait pas non plus !* ». De tous les patients interrogés, aucun ne veut réellement connaître un pronostic quantitatif. Mais alors, pourquoi le demander ainsi ?

Le cancer est connu pour être une maladie grave et la première cause de mortalité en France. Il est, dans l'imaginaire collectif, associé à la mort (72). Tout patient atteint d'un cancer est confronté à sa propre finitude. Pour beaucoup de personnes la guérison est « l'information importante » car il plane sur elle toujours un doute, une incertitude génératrice d'anxiété insupportable qui pousse le patient à demander s'il va mourir, pas nécessairement pour entendre la réponse littérale à la question mais pour soulager une tension insupportable, obtenir une réponse qui l'aide à vivre. Il ne peut demander « dites-moi que je vais guérir » alors il tourne la question de cette manière « est-ce que je vais guérir ? » ou bien « est-ce que je vais mourir ? ». Dans le cas où la maladie est incurable, l'attente de la réponse n'est pas « oui » comme pourrait le suggérer la formulation de la question mais : « n'ayez pas peur », une porte ouverte à la vie. Face à une question comme celle de M. 4 : « *En clair combien de temps qu'il me reste à vivre quoi !* », la réponse paraît évidente : leur donner la médiane de survie de leur maladie ou le pourcentage de survie à cinq ans. Pour certains oncologues, cela paraît en effet être la réponse, j'ai déjà entendu un jeune interne présenter une étude épidémiologique sur la durée de survie globale dans un certain type de cancer. Il énonçait comme l'une des utilités de l'étude qu'elle pouvait aider les praticiens à répondre aux questions des patients. Or tous les patients évoquant ici ce point (quatre sur les neuf) disent qu'ils désirent un pronostic qualitatif et non quantitatif même s'ils ont demandé un quantitatif en premier lieu. Mme 3 dit qu'un pronostic quantitatif « *limiterait l'horizon* ». Dans les pronostics quantitatifs, les chiffres sont précis et ne laissent pas de marge de manœuvre ni de place à la vie quand bien même il s'agirait de risques.

b- La réassurance

Parmi les patients qui attendaient la guérison, une partie exigeait « la vérité » dans le but d'être rassurée. Or une telle attente ne peut pas forcément être satisfaite par l'information demandée, la réalité énoncée lors de l'information peut se révéler être bien éloignée de l'attente du patient et ne pas être une information rassurante de tout. La difficulté face à ces demandes est que les patients disent souvent vouloir tout savoir : « *je voulais savoir un peu la vérité vraie* » (M. 6), « *vaut mieux savoir* » (Mme 7), « *je veux tout savoir* », « *je veux savoir les informations, je veux les connaître* » (M. 4), « *moi je veux tout savoir !* » (M. 5), « *je préfère savoir de toute façon* » (Mme 3), « *vaut mieux tout savoir hein* » (M. 8), « *j'aimerai [que le] docteur me dise tout [...] j'aimerai tout connaître* » (Mme 9). Il est donc aisé pour un médecin de répondre littéralement à un patient en vertu de son autonomie et de la loi sur l'information de patient. Mais derrière cette demande qui requiert « la vérité » se cache parfois comme le montre ces analyses une demande de réassurance et non pas une demande de pronostic factuel et froid. À travers cette requête, le patient ne sollicite pas l'expertise scientifique du médecin mais son humanité et son empathie. Une autre constatation vient conforter cette hypothèse : quatre des patients qui sont encore dans une optique de possible guérison demandent une réassurance mais parmi eux, trois (M. 1, M. 6 et Mme 7) n'ont pas l'intention de demander plus d'informations à leur médecin référent ni d'en chercher par d'autres moyens ce qui suggère qu'ils n'ont pas de volonté active d'avoir la réponse à la question qu'ils posent, c'est donc qu'en réalité ils posent une autre question. En revanche, M. 4, le quatrième, dit que cette information lui permettra de s'imposer moins de contraintes et de profiter de la vie s'il ne peut pas guérir et affirme qu'il est décidé à poser toutes ces questions à son référent « *je veux savoir les informations, je veux les connaître et puis je lui poserai même la question s'il faut hein ! [...]Et puis je vais le revoir et puis et voilà si j'ai des questions à pose j'lui pose et il me répond en toute franchise parce que je veux qu'il me réponde en franchise c'est tout !* »

Je me permets à ce sujet de mentionner un exemple vécu dans ma vie professionnelle qui illustre bien l'analyse proposée ci-dessus selon laquelle une demande de « vérité » peut cacher une demande de réassurance. M. X, 41 ans est atteint d'un sarcome métastatique en progression après une cure de chimiothérapie, les autres cures n'ayant pas pu être réalisées en raison de complications multiples les contre-indiquant. Le projet de soins est palliatif. Le patient pose des questions directes au médecin sur l'efficacité de la première cure et sur le pronostic. Ce dernier répond que l'efficacité de la première cure était à ses yeux très insuffisante du fait d'une progression externalisée visible de la tumeur, il ne se prononce pas sur le pronostic en disant ne pas le connaître car il n'est qu'interne. Deux jours après, le patient se confie à la psychologue du service en expliquant qu'il n'est pas prêt à entendre que le pronostic est mauvais et qu'il n'était pas prêt à entendre la réponse à la question posée deux jours auparavant. Il opte donc pour ne plus poser de questions sur le pronostic afin de se protéger.

Parmi les patients envisageant la guérison, un seul n'évoque pas le besoin de réassurance, M. 8. Il rapporte que les informations sur la possibilité ou non d'une guérison lui permettront d'organiser correctement sa succession, il ne désire pas poser de questions pour le moment à son référent car ils sont, pour lui, dans un temps de traitement et ce n'est pas encore le moment. Il a cependant compris la situation et les conditions à la guérison : un processus de deuil de la guérison semble s'être amorcé il n'a pas de demande active de réassurance à ce sujet mais ne demande pas à avoir la réponse à sa question, il attend de voir si la chimiothérapie marchera.

On peut donc en conclure que la demande par les patients de « la vérité » de « combien de temps il reste » n'est pas associée à un désir de connaître le pronostic factuel contrairement à ce que laissent penser les apparences. La demande de vérité cache souvent une demande pressante de réassurance qui s'estompe au fur et à mesure que se fait le deuil de la guérison. L'absence de demande explicite de réassurance est associée au deuil de la guérison, ces personnes sont peut-être susceptibles de bénéficier d'une révélation plus précise du pronostic sans que cela ajoute à leur détresse.

4. *Les informations non désirées*

Tous les patients, sans exception, ont répondu « non » à la question «Dans ce que vous avez appris pendant l'entretien, y-a-t-il des informations que vous auriez préféré ne pas savoir? » et y ajoutent qu'ils veulent « tout savoir ». En effet, au temps de l'autonomie et de la transparence il aurait été relativement « politiquement incorrect » de répondre « oui » à cette question. Mais les informations non désirées par chacun des patients se dessinent en filigrane au long de l'entretien.

a- L'après-traitement

M. 8., Mme 3 et M. 1 disent qu'ils ne souhaitent pas parler avec leur oncologue de ce qui se passera après la chimiothérapie en cours. M. 8 pense que si la chimiothérapie en cours ne marche pas la guérison ne sera pas possible et ses jours seront alors comptés, il estime que ce n'est pas le moment de penser à l'évaluation de l'efficacité du traitement car il est encore en cours, il acquiesce lorsqu'on lui demande s'il pense que cette attitude peut l'aider à garder le moral. Il ne paraît pas intéressant à Mme 3 de demander à son oncologue référent ce qu'il fera après le traitement en cours car pour elle on ne peut prévoir à l'avance ce qu'on fera et elle a toute confiance en le fait qu'il s'adaptera à la situation du moment. M. 1 craint l'extension de sa maladie qu'il a déjà vue progresser sous le traitement précédent, lorsque je lui demande s'il y a des informations qu'il a reçues qu'il aurait préféré ne pas savoir il répond « *De toute façon on me dit pas tout* ». Ce qu'il a l'impression qu'on ne lui dit pas c'est l'évolution de la maladie, il évoque les nodules métastatiques nouvellement diagnostiqués dont il n'était pas au courant. Je reprends ses propos sur l'évolution de la maladie et lui demande quelles sont les autres choses qui lui manquent et qu'il aimerait savoir. Il me coupe net par cette phrase «*Nan, j'ai pas envie de savoir* ». Je tente de lui faire détailler ce qu'il ne veut pas savoir précisément. Sa réponse reste vague mais il évoque l'extension de la maladie dans le corps.

I : Et qu'est-ce que vous avez l'impression que... qu'on ne vous dit pas, justement. Vous m'avez parlé de... voilà de l'extension de la maladie, vous avez l'impression qu'il y a d'autres choses qu'on vous dit pas que vous vous aimeriez savoir ? Parce que... on dirait qu'il y a plein de choses que vous aimeriez savoir et qui vous manquent.

P : Nan, j'ai pas envie de savoir

I : Qu'est ce que vous n'avez pas envie de savoir précisément ?

P : Bah ffff. Ce que... parce que vous savez quand vous avez un cancer je pense que çà a des... tous çà... euh... çà se... comment dire... çà se ... çà se propage... C'est-à-

dire que… partout… (inaudible). Alors çà a commencé là, çà a commencé là, puis là çà commence là… Donc euh… voyez. Donc euh…

I : Vous voulez pas en savoir plus…

P : Voilà

I : d'accord

P : Ce que je veux c'est guérir

M. 1 ne veut pas entendre la possibilité d'une extension non contrôlée de sa maladie qui mettrait sa vie en péril, il ne veut pas entendre qu'il ne guérira pas. M. 8 et Mme 3 se placent dans une démarche différente de voir au jour le jour ce qui se passe, pour eux l'incertitude sur ce qui viendra après est source d'espoir, ils ne cherchent donc pas à connaître l'étape suivante.

b- La durée de vie

Comme on l'a déjà exposé plus haut. Les patients souhaitent souvent savoir ce qu'ils vont devenir pas en terme de durée de vie restante. Ils cherchent une estimation qualitative et non quantitative.

c- La guérison impossible

Mme 7 pose un paradoxe particulier : elle dit qu'il vaut mieux tout savoir pour ne pas imaginer pire que la réalité et être rassurée. Elle suppose donc que la réalité ne sera jamais à la hauteur de ses peurs. Elle craint de ne pouvoir êtres guérie de sa maladie (ce qui est le cas) et dis que si s'était le cas elle risquerait de trop penser à la mort et d'en être tellement triste qu'elle ne serait plus capable de rien faire et laisserai une mauvaise image à sa famille. En filigrane cette patiente demande évidemment : « ne me dites pas que je ne vais pas guérir mais *"il vaut mieux tout savoir"* enfin… tout ce qui me rassure… »

Concernant M. 6. il est à souligner qu'il se trouve dans une situation particulière : le diagnostic de sa maladie a été posé il y a un mois et il était d'emblée métastatique. Il est évident que le passage du statut de Monsieur Tout-le-Monde à celui d'une personne en fin de vie ne peut se faire aussi rapidement. L'esprit se protège naturellement contre l'irruption d'une finitude imminente dans la vie psychique. Ainsi M. 6 dit vouloir savoir la « *vérité vraie* », ce qu'il entend par ce terme c'est « *je vais mourir ou je vais pas mourir* ». Lorsqu'on lui demande ce que cette information changerait concrètement dans sa vie, ce que çà lui permettrait d'adapter, il répond que s'il sait qu'il ne va pas mourir il se projettera autrement dans la venir mais à l'évocation de l'hypothèse contraire il garde le silence puis change de sujet. L'impossibilité de la guérison est une information qui n'est pas envisageable par cette personne même si elle demande si elle va mourir.

Ces différents comportements de personnes qui disent vouloir tout savoir et en réalité craignent les informations qu'elles demandent voire ne sont pas prête à entendre les réponses peuvent s'expliquer de la manière suivante. On peut identifier deux mobiles qui poussent le patient à dire qu'il veut tout savoir : l'image sociale d'une personne autonome, lucide, sachante et maîtresse de son destin ; et l'angoisse suscitée par l'incertitude. Face à l'incertitude, le patient est angoissé par deux choses : l'avenir qu'il s'imagine, qui peut être celui du pire scénario qui est angoissant pour lui et le fait de ne pas savoir : l'inconnu en lui-même qui est intrinsèquement angoissant. Poussé par l'image sociale il dit vouloir savoir, poussé par l'angoisse liée à l'incertitude il veut savoir pour apaiser cette angoisse. Le patient désire ne pas connaître certaines informations, ou du moins pas tout de suite. Mais ces informations non désirées restant floues et hypothétiques dans l'esprit du patient elles sont effacées par l'importance de l'angoisse qui le tenaille, le besoin de réassurance et peut-être la tendance à coller à l'image sociale de référence.

d- La détresse du patient

Une information dont il est difficile de juger si elle est désirée ou non est celle concernant l'atteinte des organes vitaux par la maladie chez Mme 2. Lorsqu'elle évoque une telle atteinte hypothétique, elle fond en larmes. Je me risque tout de même à lui demander si elle souhaiterait en être informée si une telle chose arrivait, elle me répond dans un premier temps qu'elle ne sait pas puis un petit « oui » hésitant suivi d'un « oui » plus ferme. Je n'ai pu aller plus loin en lui demandant ce que cette information pourrait changer concrètement pour elle par peur d'aggraver la détresse qu'elle manifestait déjà. En effet, la détresse d'autrui est difficile à supporter surtout quand elle concerne quelque chose qu'on ne maîtrise pas comme une maladie en échappement qui va devenir de plus en plus difficile à contrôler. Mis en face de son impuissance, le praticien peut tenter de limiter l'information pour limiter la détresse du patient. On ne craint pas d'annoncer une maladie pour laquelle on a des traitements. Évidemment, même lorsque les traitements spécifiques ne contrôlent plus la maladie il reste encore beaucoup de choses à faire par le biais des soins palliatifs mais le deuil de l'avenir est irrévocable et doit être fait. C'est cela qui fait souffrir le patient, souffrance qui est un passage obligatoire dans le processus de deuil et auquel doit assister le médecin tout en accompagnant le patient mais sans pouvoir en faire disparaître la cause.

5. *Les Informations manquantes*

M. 5 désire savoir s'il existe encore des traitements pour prolonger sa survie. Mme 2 et Mme 7 déclarent ne manquer d'aucune information. Mme 3 et Mme 9 désireraient avoir davantage d'informations scientifiques sur le fonctionnement du cancer et de la chimiothérapie. M. 6, lui, rapporte n'avoir eu aucune information pertinente lors de l'entretien où on lui a annoncé l'arrêt des traitements spécifiques. Les informations qu'il signale comme manquantes sont l'imminence du décès, les raisons de l'arrêt des traitements spécifiques, des informations aidantes « *toutes ces questions auxquelles j'ai pas j'ai pas pensé de qu'elles pourraient être porteur d'une réponse qui m'aiderait* ». Lorsqu'on lui demande quelles sont ces réponses qu'il attend, il répond : « *Tout ce que j'ai pas entendu comme réponse, je pense* ». Veut-il dire par là toutes les réponses qui ne sont pas « on arrête les traitements car la maladie progresse » ? Il semblerait que M. 6. soit demandeur de réassurance et d'espoir. Mais la forme sous laquelle il demande une réassurance ne peut être satisfaite sans mensonge. Il faut donc trouve un chemin pour rassurer les patients sur d'autres sujets en lien avec celui qu'ils abordent, comme, par exemple la qualité de vie à laquelle sont très attachés les patients qui ont cheminé dans l'acceptation de l'incurabilité de leur maladie. Prendre les devants en parlant de la qualité de vie pourrait être une solution à proposer pour rassurer ces patients qui demandent à savoir sans vouloir réellement savoir.

M. 1. met l'accent sur le manque que suscite pour lui la difficulté à se représenter concrètement sa maladie. Il semble très satisfait d'une échographie qu'il nous raconte où le radiologue lui a décrit les nodules qu'il voyait au niveau du foie. Il semble très énervé de ne pas voir régulièrement ses radios et demande à pouvoir les voir en présence d'un médecin qui lui explique où se trouve la maladie, ce qui le rassurerait. Cela concorde avec certaines données de la littérature qui suggèrent que la visualisation concrète de la maladie sur des radios ou en clinique faciliterait le processus d'acceptation de l'incurabilité de la maladie (63). Le thème de la réassurance revient plusieurs fois dans cet entretien. En même temps, M. 1. sous-entend plus loin qu'il ne veut pas savoir si la maladie se propage dans son corps. Il est donc ambivalent mais laisse une porte d'entrée qu'est la visualisation des radios par laquelle il pourrait être possible d'avancer dans l'information pronostique.

Mme 9 rapporte qu'il lui manque des informations sur la nutrition en cancérologie, elle va chercher par elle-même des renseignements sur Internet et dans des livres mais qui ne sont pas toujours adaptés. Elle met ces conseils en pratique en espérant contrôler la maladie par d'autres moyens que les chimiothérapies qui ont peu de chance de marcher. Cela semble lui donner de l'espoir.

Pour M. 8, l'information manquante est la possibilité d'une guérison ou non mais il ne souhaite pas avoir la réponse pour le moment, se doutant que son espérance de vie est réduite (« *je sais pas si çà s'ra long hein ! À partir du moment où on peut pas guérir çà ne durera pas vingt ans hein* »), l'incertitude devient source d'espoir. Pour Ms. P et DZ l'information manquante reste la possibilité d'une guérison.

6. *La recherche d'informations*

a- *Savez-vous ce qui vous a empêché de poser d'autres questions ?*

M. 4 dit que rien ne l'empêchera de poser les questions qu'il souhaite poser. La question n'a pas été abordée avec les deux patientes à qui il ne manquait aucune information. Quatre patients disent qu'ils n'ont pas pu poser de questions en raison du manque de temps du référent qui est très occupé, ce qui est une raison rapportée régulièrement par les médecins dans la littérature (2,14). Deux patients rapportent ne pas y avoir pensé sur le moment. Un seul patient arguait que ce n'était pas le moment de poser la question de la possibilité de la guérison (qui était l'information qui lui manquait).

b- *Comptez-vous demander les informations manquantes au médecin à la prochaine occasion ?*

Parmi les sept personnes qui déclaraient manquer de certaines informations, quatre disaient qu'elles poseraient des questions à leur référent à la prochaine occasion, deux affirmaient qu'ils n'en poseraient pas, l'un d'eux le justifiait par la confiance qu'il avait en son médecin. L'autre, Mme 9., disait vouloir que le médecin lui dise tout mais pensait qu'il lui disait seulement ce qu'elle avait besoin de savoir, elle ne comptait pas demander d'informations supplémentaires là-dessus mais il faut remettre dans le contexte : Mme 9 avait reçus une information maximale sur sa maladie : le nouveau traitement avait 5% de chance de marcher et en cas d'échec la mort serait presque inévitable. Le dernier patient, M. 6., avait une réponse ambiguë : il disait sans grande conviction qu'il essaierait de poser des questions s'il y pensait. Ceci peut s'interpréter de plusieurs manières : on peut se dire que s'il ne pense pas aux questions qu'il dit désirer poser c'est qu'il n'a pas réellement envie de les poser mais une autre hypothèse consisterait à avancer qu'il veut réellement poser ces questions et avoir un certain type de réponse mais que des barrières psychiques font qu'il ne pense pas à les poser, et ce potentiellement afin de se protéger.

c- Si non comptez-vous vous procurer ces informations par d'autres moyens ?

Le sujet n'a pas été abordé avec Mme 2. Concernant les 8 autres : cinq déclaraient ne pas avoir cherché d'informations par d'autres moyens et ne pas avoir l'intention d'en rechercher. Les raisons étaient différentes : M. 5 ne s'était jamais posé cette question, M. 8 estimait que chaque cas était particulier et qu'aucune information extérieure ne pourrait bien répondre à ses questions car les réponses ne seraient pas personnalisées et adaptées à sa situation, Mme 7 refuse de chercher des informations par d'autres moyens de peur de trouver des informations erronées et effrayantes qui pourraient entamer son moral. Les deux derniers patients ne donnaient pas de raison particulière.

Deux patients ont cherché des informations par d'autres moyens et une envisage d'en rechercher. Dans les trois cas, le moyen d'information est le même : Internet. Mme 3 envisage de rechercher sur Internet des informations concernant les mécanismes d'action biologiques de la chimiothérapie pour satisfaire sa curiosité scientifique. Les deux autres personnes rapportent des recherches d'information et des expériences bien différentes. M. 4 confie avoir cherché des informations sur Internet concernant le « sarcome cervical », il en conclut : « *sarcome cervical je connaissais pas mais maintenant je connais ouais bon bah j'en sais pas plus hein, voilà [...] maintenant que je le sais je suis pas plus rassuré hein* ». Encore une fois, le thème de la réassurance réapparaît, les informations qu'il recherchait semblaient destinées à calmer son angoisse, attente qui n'a pas été satisfaite et qui l'amène à dire à propos des moyens d'information autres que médicaux : « *on peut toujours s'aider de tout hein, [...] après c'est l'enfer, c'est la décadence complète après* ». Mme 9, au contraire, rapporte une expérience plutôt positive dans la recherche d'informations sur Internet. Elle s'est renseignée sur la nutrition en cancérologie par différents sites et un livre. Sa maladie commençant à échapper aux traitements spécifiques, elle se tourne vers l'adaptation de son régime alimentaire et l'activité physique pour tenter d'aider à contrôler la maladie. Malheureusement, les conseils nutritionnels très en vogue sur Internet ces temps-ci ne sont basés que sur des données expérimentales sur des cellules isolées ou sur des souris et en pratique sur un malade en phase avancée elles risquent plus de grever le pronostic qu'autre chose. La patiente croit donc avoir une emprise sur sa maladie alors qu'elle se base sur des données erronées dont elle n'a probablement pas parlé à son cancérologue, estimant que çà n'est pas son travail : *« je cherche sur les aliments, c'est çà que je peux faire, le côté scientifique c'est quand même elle la spécialiste »*.

Il est à noter que la plupart des patients nuancent l'intérêt et la pertinence de la recherche d'informations sur Internet et considèrent comme plus fiables les informations données par les médecins. Ce qui concorde avec les résultats d'une étude IFOP de 2008 79% des Français rapportaient qu'ils s'adresseraient en priorité à un médecin pour avoir des informations sur le cancer contre 11 % seulement qui s'adresseraient en priorité à Internet (73) . Cependant, une tendance s'amorce dans les jeunes tranches d'âge de la population française vers une information préalable et/ou complémentaire par Internet (74).

G. La perception de la mort

La mort est toujours en toile fond lorsqu'il s'agit du cancer. Ainsi chacun des patients vus en entretien se positionne face à la mort de manière différente. Trois des patients interrogés semblaient rejeter la pensée même de la mort. Mme 7 était très explicite en disant qu'elle craignait de trop penser à la mort si jamais elle apprenait qu'elle ne guérirait pas, elle avait très peur d'avoir à y penser. M. 1 et M. 6 étaient moins explicites. Quand on lui parlait de la progression de sa maladie M. 1 a coupé en disant *« J'ai pas envie de savoir »*, il ajoute un peu après *« ce que je veux c'est guérir »*. Par ces mots il rejette la possibilité d'une absence de guérison et d'une progression de la maladie qui, dans les cancers, amène à la mort. M. 6 ne répond pas et change de sujet lorsqu'on évoque la possibilité de la mort. On remarquera que ces trois personnes sont de celles qui attendent la guérison. Trois autres personnes ont franchis une étape dans l'acceptation de l'incurabilité : ils ne rejettent pas l'idée de la mort et mentionnent son éventualité. Cette attitude est toujours associée, ici, à un fatalisme face à la mort. M. 4 et M. 8 envisagent la possibilité que les traitements ne marchent pas et qu'ils meurent de leur maladie. Ils souhaiteraient être informés de cette éventualité, entre autres, afin de pouvoir organiser leur avenir de manière adaptée : pour M. 4 voyager, moins se contraindre et profiter de la vie ; pour M. 8, mettre ses affaires en ordre et organiser sa succession. Mme 9 envisage également sa mort avec un certain fatalisme mais est plus pessimiste que les deux personnes sus-citées, elle n'évoque pas la possibilité d'une guérison. L'impossibilité de guérison et la menace mortelle furent, lors de l'annonce, une source de grande détresse pour elle mais elle a ensuite été encouragée et rassurée par sa famille. Elle m'explique que son père a survécu à la tuberculose alors que les médecins l'avaient condamné, puis nous avons poursuivi par cette conversation :

P : Donc il pense que... il m'a raconté aussi que euh... parfois, il y a des choses euh... pourquoi dans la Terre y'a l'Homme ? Et comment est venu premier homme? Tout çà c'est ... tout ça, c'est magique. Y'a beaucoup de choses qu'on sait pas ! Donc euh... donc euh... Donc il faut pas avoir peur et...

I : Peut être que il peut y avoir des miracles ?

P : Oui...

I : Y'a plein de choses qu'on sait pas.

P : C'est pas vraiment un miracle, çà veut dire euh... on sait... pas comment le premier homme... (rire)

I : Est arrivé, on connaît pas tout

P : Oui, pourquoi... enfin y'a beaucoup de choses que on ne sait pas, donc il faut pas s'inquiéter pour rien, oui, « faut surtout avoir le moral, en gros c'est çà.

Il est difficile de savoir ici si elle croit à un miracle qui la sauvera ou si elle pense que la mort est un mystère dont il ne faut pas nécessairement avoir peur. Cette femme entre dans une démarche de réflexion sur sa finitude qui s'inscrit dans le processus du deuil de la guérison. Sa conscience de sa propre mort rejoint l'état d'esprit des trois derniers patients qui ont intégré la mort comme faisant partie de leur existence et une réalité qui les rejoindra à plus ou moins long terme. Ils signifient dans leur discours qu'ils auraient pu mourir bien plus tôt, qu'ils ont en quelque sorte échappé à la mort mais elle est dans leur esprit très proche d'eux. Mme 3 dit qu'elle en est à « *deux ans et demi de survie* ». Mme 2 nous raconte que son cancérologue lui a sauvé la vie et qu'il lui a permis de « *voler des années au temps* », elle espère vivre assez longtemps pour voir ses filles passer leur baccalauréat. Cette patiente a, à l'évidence, conscience de sa finitude à moyen terme ce qui ne l'empêche pas d'en être triste. Avoir conscience de sa mort prochaine ne signifie pas ne pas la craindre ou l'accepter sans broncher. La tristesse face à la mort est inévitable et son acceptation très rare. La difficulté pour les soignants est, entre autres, d'accepter cette tristesse, cette détresse dont on ne peut traiter la cause et de l'accompagner. On ne peut espérer rendre à nouveau heureux quelqu'un qui va mourir mais on peut tenter de l'accompagner, l'écouter et apaiser sa détresse en lui prodiguant des soins et en lui assurant un « non-abandon ». M. 5, enfin, dit que çà ne le gêne pas de savoir que sa maladie progresse car il sait qu'il va mourir et pensait même mourir plus jeune. En effet, il m'explique avoir perdu très tôt ses parents qui eux-mêmes sont morts très jeune : *«j'ai toujours su que j'allai mourir moi aussi. Je pensais de mourir plus jeune parce que ils sont morts jeunes mes parents. Donc l'image que c'était moi... de partir jeune. Je ne pensais jamais d'arriver à 69 ans »*. Un peu plus loin dans l'entretien il se place en opposition au mythe collectif de l'immortalité : « *les autres ils pensent pas quand il va mourir [...]. Finalement, moi aussi un jour je partirai. Il vient le jour qu'il va mourir, ils pensent qu'ils mourront jamais »*.

On devine dans cette analyse du thème de la mort une évolution du positionnement des personnes par rapport à leur finitude qui se place en parallèle de l'évolution des attentes des patients concernant l'information sur l'évolution de leur maladie.

IV. Recherche de corrélations entre les caractéristiques des patients qui parlent de « survie » qui pensaient mourir plus tôt et ceux qui parlent de « guérison ».

Il semble dans cette série d'entretiens que l'on puisse identifier trois profils différents de patients : ceux qui espèrent la guérison et ceux qui en ont fait le deuil. Et parmi ceux qui espèrent la guérison ceux qui sont susceptibles d'entendre qu'elle n'est pas possible et ceux qui ne peuvent pas.

A. Les patients qui espèrent la guérison et rejettent les autres possibilités : M. 1, M. 6, Mme 7. (Groupe 1)

Ces trois personnes ont des caractéristiques communes. Elles manifestent toutes de l'anxiété ou de la colère, les deux hommes demandent à savoir « la Vérité » et tous trois sont demandeurs de réassurance. En revanche, l'intentionnalité dans la recherche d'information est moins claire : M P et Mme 7 semblent peu enclins à rechercher des informations supplémentaires : ils posent peu de questions et n'ont pas vraiment l'intention d'en poser davantage à leur référent à la prochaine occasion. M. 1 compte bien poser des questions mais explicite ne pas vouloir savoir la progression de sa maladie. Ils rejettent tous trois l'éventualité d'une absence de guérison et l'idée de la mort. Même M. 6 qui demande « *Je vais mourir ou je vais pas mourir ? »*

n'envisage que la seconde solution. Ce sont, ici, trois personnes qui espèrent la guérison et ne peuvent envisager le contraire ; pourtant le doute persiste. Le fait qu'ils aient un cancer les empêche de croire à 100 % à la guérison sans le moindre doute. L'angoisse existentielle générée par ce doute est insupportable et les pousse à tous dire qu'ils veulent savoir. Mais ce qu'ils veulent savoir n'est pas forcément ce qu'ils demandent (« *Je vais mourir ou je vais pas mourir ?* »), ils demandent avant tout une réassurance qui leur permettrait de soulager cette angoisse. Il faut noter ici que parmi ces trois personnes une seule, M. 1, dit avoir confiance en son oncologue. Ce qui n'implique pas nécessairement que les autres n'ont pas confiance mais ils ne l'expriment pas. Ceci peut en partie s'expliquer par le fait qu'une relation de confiance se bâtit par le dialogue qui est limité ici car les patients demandent une information qui ne peut leur être délivrée puisqu'elle est fausse : la guérison future. Ils refusent d'entendre les autres possibilités, dès lors les conversations ne peuvent se porter sur le questionnement brûlant qui plane au-dessus de la plupart des consultations d'oncologie : la guérison ou la mort.

B. Les patients qui espèrent la guérison mais envisagent qu'elle ne soit pas possible : M. 4, M. 8 (Groupe 2)

Ils ont en commun avec les patients qui rejettent les possibilités autres que la guérison que, pour eux, l'information capitale est la guérison. Là où il y a rupture avec l'état d'esprit des patients du premier groupe, c'est qu'ils souhaitent cette information non pas uniquement pour être rassuré mais afin de pouvoir s'organiser dans l'hypothèse où la guérison ne serait pas possible : M. 4 voudrai profiter davantage de la vie et M. 8 organiser ses affaires et sa succession. Ces deux personnes diffèrent cependant sur deux points : M. 4 cherche activement des informations et n'a aucune hésitation à poser des questions, ce comportement est associé chez lui à une colère et une demande de réassurance. L'anxiété générée par le doute quant à la possibilité de la guérison le pousse à demande rune réassurance comme les personnes du groupe 1 mais contrairement à elles aucune barrière ne l'empêche d'aller chercher les informations. A contrario, M. 8 dit poser peu de questions et éviter de rechercher des informations par d'autres moyens, il ne manifeste ni anxiété ni colère, ne demande pas de réassurance et dis vouloir attendre de voir ce qui se passera. Par cette attitude, l'état d'esprit de M. 8 semble se rapprocher davantage de celui des personnes du troisième groupe: son état peu anxieux lui permet d'attendre de voir ce qui se passera sans lui imposer une recherche frénétique d'information pour calmer son angoisse, il ne désire pas savoir tout de suite, l'incertitude devient source d'espoir. Dans le rapport qu'ils ont avec leur maladie ces deux hommes ont en commun avec les personnes du groupe 3 qu'ils parlent de leur maladie en en évoquant les localisations radiologiques, les symptômes et l'aggravation possible. Ils évoquent tous deux leur mort comme un évènement possible mais M. 8 en parle avec plus de précision. Ces deux hommes sont dans une période de doute concernant la curabilité de leur maladie, ils commencent à envisager l'incurabilité et sont peut-être plus à même d'entendre l'incurabilité sans être détruits.

C. Les patients qui ont fait le deuil de la guérison : Mme 2, Mme 3, M. 5, Mme 9. (Groupe 3)

On remarque qu'il y a bien plus de femmes dans le groupe des personnes qui ont fait le deuil de la guérison, l'effectif étant très réduit on ne peut pas conclure à une réelle différence mais potentiellement à une tendance qui est déjà rapportée dans la littérature (35,36) : les femmes accepteraient l'incurabilité mieux que les hommes.

Dans l'analyse des entretiens menés auprès de ces quatre personnes qui n'évoquent pas la possibilité d'une guérison on retrouve des traits communs. Elles peuvent toutes parler de leur maladie et de son évolution à travers les symptômes ou les signes radiologiques et elles envisagent une aggravation future de celle-ci et pour certaines vont même jusqu'à évoquer le décès par leur maladie. Elles ont, pour les cas de Mme 2 et Mme 3, un regard différent des autres sur leur maladie et la perception de son évolution : elles parlent du succès des traitements antérieurs qui ont pu les maintenir en vie à défaut de les guérir et les rendez-vous avec leur référent où leur a été annoncé la progression de leur maladie ont été vécu de manière plutôt positive car elles s'attendaient sans doute à des nouvelles plus graves. L'espoir ne se place plus, pour ces personnes, dans la guérison mais davantage dans la qualité de vie et dans l'imprédictibilité de l'avenir. L'incertitude ne génère plus la peur mais l'espoir. Hormis Mme 3, ces quatre personnes parlent plus librement de la possibilité de leur mort. Elles ont intégré l'incurabilité de leur maladie qui se soldera par la mort à plus ou moins long terme. Elles tiennent à être tenues au courant de l'évolution de leur maladie et, pour la plupart, posent des questions. Les manifestations verbales d'angoisse et de colère sont moins présentes que chez les patients des deux premiers groupes, la demande de réassurance est également moins prégnante.

Discussion

I. Le besoin d'information et les facteurs déterminants, confrontation aux données de la littérature

En France, une première étude a déjà été menée en 2011 par le Dr Joffin (19) afin d'évaluer le besoin d'information ressenti par les patients traités pour un cancer métastatique. Sur les 100 patients interrogés on retrouvait qu'ils souhaitaient davantage d'information concernant : la diffusion de la maladie (35%), la probabilité de réponse à la chimiothérapie (83%), la durée prévue de la chimiothérapie (85%), la possibilité de guérison (80%) et sur leur espérance de vie (70%). Notre étude retrouve des résultats différents sur certains points. La diffusion de la maladie est un thème majoritairement abordé sous la forme du thème de la localisation de la maladie et de ces manifestations cliniques et radiologiques : 7 patients sur 9 abordaient au moins un des trois sous-thèmes. En revanche, les patients n'expriment pas de besoin d'informations complémentaires sur les localisations hormis M. 1 dont la requête majoritaire était de voir ses radiographies afin de pouvoir se représenter concrètement la maladie. D'autres éléments de la littérature (36,42) rapportent l'importance pour les patients de connaître la localisation de leur maladie, ce qui permet au patient de se représenter concrètement sa maladie et peut induire un relatif sentiment de contrôle. La probabilité de réponse à la chimiothérapie n'était demandée que par M. 1 dans le but d'être rassuré et encouragé, la durée du traitement n'était abordée par aucun patient. Comme le rapportent d'autres éléments de la littérature (36), plusieurs patients demandaient principalement la possibilité de guérison (5/9) et leur espérance de vie (2/9). Les résultats retrouvés ici sur la nature des informations requises sont bien inférieurs à ceux retrouvés par le Dr Joffin. Ces différences s'expliquent par le fait que les patients inclus dans l'étude du Dr Joffin étaient métastatiques, incurables et recrutés en hôpital de jour mais qui n'avaient pas nécessairement eu d'informations récentes sur leur maladie. Le fait que les patients de notre étude aient reçu une mauvaise nouvelle dans le mois précédent l'entretien semi-directif a sans doute eu tendance à augmenter la proportion de personnes qui savaient que la guérison était impossible. D'autre part, le petit effectif étudié ici n'est pas statistiquement représentatif contrairement à celui de l'étude du Dr Joffin.

Le but premier de notre étude n'était pas d'identifier les facteurs prédictifs de désir d'information pronostique mais d'en comprendre les mécanismes. Cependant, on peut confronter certaines données objectives recueillies dans cette étude aux données de la littérature. Alors qu'un âge avancé (39,63), une durée d'évolution de la maladie longue (44,63) et un niveau d'éducation élevé (35) semblent associés dans la littérature, principalement anglo-saxonne, à une demande et une recherche plus importantes d'information pronostique, aucun de ces éléments ne semble corrélé dans notre étude française à la recherche d'information, il en va de même dans l'étude du Dr Joffin (19). Le patient le plus âgé de cette étude désire connaître l'évolution de sa maladie en sachant qu'il ne guérira probablement pas mais la plus jeune également sait que le stade de sa maladie lui laisse peu de chances de survie. Parmi les patients qui refusent catégoriquement la possibilité de ne pas guérir il y a une personne diagnostiquée il y a 1 mois et l'autre il y a 30 mois, il y a un chef d'entreprise et une ouvrière.

Le sexe féminin (35,36) est associé dans la littérature à une recherche et un désir d'information pronostique plus important. Dans notre étude on constate en effet que le groupe des personnes qui ont fait de deuil de la guérison et qui sont donc plus à même de l'entendre sans être détruite est constitué en majorité par des femmes alors que le groupe des personnes dans une optique de guérison comprend essentiellement des hommes. A contrario, l'étude du Dr Joffin (19) ne retrouve aucune corrélation entre le besoin d'information et le sexe.

Dans la littérature, une relation de qualité avec l'oncologue est associée à une demande plus importante d'information (19). Ici, tous les patients disent avoir confiance en leur oncologue sauf deux qui ne disent pas non plus qu'ils n'ont pas confiance : M. 6 et Mme 7 qui sont dans une optique de guérison sans pouvoir envisager la situation contraire. Ceci peut en partie s'expliquer par le fait qu'une relation de confiance se bâtit par le dialogue qui est limité ici car les patients demandent une information qui ne peut leur être délivrée puisqu'elle est fausse : la guérison future. Ils refusent d'entendre les autres possibilités, dès lors les conversations ne peuvent se porter sur le questionnement brûlant qui plane au-dessus de la plupart des consultations d'oncologie : la guérison ou la mort.

Selon une étude anglo-saxonne (63), le fait que la maladie soit symptomatique et que ses manifestations radiologiques aient pu être constatées par le patient aiderait ce dernier à cheminer jusqu'à être prêt à discuter le pronostic avec son oncologue. Dans notre étude tous les patients mentionnent soit les symptômes liés à la maladie soit ses manifestations radiologiques seulement deux ne mentionnent ni l'un ni l'autre : M. 6 et Mme 7, deux des patients dans l'impossibilité d'entendre l'incurabilité. Mais est-ce le fait qu'ils ne présentent pas de symptômes et n'aient pas vu les radiographies qui limite leur cheminement ? Ou bien le fait qu'ils n'en parlent pas ne serait-il pas plutôt la conséquence de leur état psychique ? État psychique qui, rappelons-le, n'est pas un déni puisque ce dernier comptait parmi les critères d'exclusion. La seconde solution est la plus probable car je ne sais si les patients avaient vu ou non leurs radiographies mais pour M. 6 il était évident que sa maladie était très symptomatique : altération de l'état général, ictère ; et pourtant cela ne lui permet pas d'envisager le mauvais pronostic. Bien entendu, cet argument ne réfute pas le rôle possible des symptômes de la maladie dans le cheminement psychique des patients car dans le cas de M. 6 certes les symptômes pourraient l'amener à réaliser pleinement le pronostic mais leur impact psychique est contrebalancé par le fait que la maladie de M. 6 a été diagnostiquée il y a environ un mois avant l'entretien ce qui ne lui a peut-être pas laissé assez de temps pour assimiler la situation. D'autre part, M. 1, qui appartenait à la même catégorie de patients qui ne pouvaient envisager l'incurabilité, lui, avait vu des images de sa maladie en échographie et la maladie était visible, extérieurement ; mais il n'est pas pour autant à-même de réellement discuter le pronostic avec sont oncologue, pourrait-on penser. En réalité les choses ne sont pas aussi claires car le doute s'est immiscé chez lui : contrairement aux deux autres il dit « *j'ai pas envie de savoir* », il se doute donc qu'il y a des réalités qu'il ne doit pas savoir afin de se protéger. Cela montre bien les complexités des positions des patients par rapport à leur pronostic et le fait qu'il n'existe pas de facteurs fiables, spécifiques et objectifs qui permettraient de catégoriser les patients en « personnes à qui l'on peut dire le pronostic » et « personnes à qui l'on ne peut pas dire le pronostic » mais qu'il s'agit d'un cheminement progressif multifactoriel qui se manifeste aux soignants par des signes subtils et difficiles à saisir et analyser.

La même étude anglo-saxonne que cité précédemment (63) et une autre étude de 2002 (64) retrouvent que les personnes ayant été exposées à la mort seraient mieux à même d'accepter et de s'adapter au pronostic. Dans notre étude, seulement deux personnes ont rapporté une expérience antérieure avec la mort : aucune des deux n'envisageait explicitement une guérison, elles avaient pleinement conscience de leur finitude. Les parents de M. 5 étant décédés très jeunes, sa représentation de la mort était de mourir jeune, il n'envisageait pas explicitement la guérison et paraissait relativement serein par rapport à la perspective de sa propre mort. Mme 2, elle, était entrée dans la maladie par un évènement aigu qui avait failli lui coûter la vie : « *j'en pouvais plus, je sentais que c'était fini* ». Elle dit que depuis elle « *[vole] des années au temps* », elle espère pouvoir voir ses filles passer leur baccalauréat elle est donc bien consciente de sa finitude, elle sait que la maladie lui sera fatale à plus ou moins long terme et est très triste à cette idée. Les expériences antérieures avec la mort semblent donc bien faciliter le cheminement du patient vers la discussion et l'adaptation au pronostic.

Concernant le rôle de l'anxiété dans le désir de discuter le pronostic, les avis sont partagés dans la littérature. Une revue de la littérature datée de 2005(36) rapporte que les patients moins anxieux préféreraient une révélation complète du pronostic alors que les plus anxieux préféreraient qu'il soit divulgué à un proche ; alors qu'une autre revue de 2009 (35) soutient le contraire : l'anxiété et la détresse seraient associées à un désir d'obtenir le plus d'informations détaillées possible. Notre étude retrouve des résultats similaires à l'étude la plus récente : les manifestations d'angoisse (colère ou anxiété) se retrouvent davantage chez des patients qui sont en recherche active d'informations et d'une information plus particulièrement : la guérison.

On retrouve dans la littérature que plus les patients approchent de la fin de leur vie moins ils recherchent d'informations sur le pronostic (33,37,49) et donc moins ils voudraient savoir : 80% des patients veulent connaître leur espérance de vie à 5 ans mais seulement 60% désirent connaître leur espérance de vie à 1 an. Il n'est pas nécessairement question d'un désir ou d'un besoin de savoir mais d'un changement de temporalité et d'objectifs sur lequel nous reviendrons un peu plus loin. Si 80% des patients veulent connaître leur espérance de vie à 5 ans, c'est qu'en 5 ans on peut faire des projets, 5 ans c'est encore l'avenir, on veut savoir si l'on peut se lancer dans tel ou tel projet et le mener à bien avant la fin. Mais un an ça n'est déjà plus tellement l'avenir... Même si les chances de survie à 5 ans sont minces c'est encore l'avenir, si elles sont minces à 1 an il y a beaucoup de projets auxquels renoncer : anniversaires, naissances, mariages, fêtes annuelles. Nous verrons plus tard que selon la façon des patients de se positionner par rapport à la guérison, à la mort et au pronostic de leur maladie, les objectifs glissent de la guérison à la qualité de vie et la temporalité de l'avenir au présent.

D'autres éléments retrouvés dans la littérature, associés à une volonté et une capacité de discussion du pronostic sont : l'acceptation de la maladie par la famille (63), les croyances religieuses (63) et l'esprit combatif (35). La manière dont est construite cette étude n'a pas permis d'étudier ces éléments qui devront faire l'objet d'études ultérieures.

II. La demande de Vérité

Les patients demandent tous à savoir la Vérité, poussés soit par l'angoisse soit par le désir d'autonomie, condition jugée parfois sine qua non pour rester digne dans notre société, soit par les deux. Mais quelle vérité veulent-ils connaître? Il n'y a pas une seule vérité mais un ensemble de subjectivités qui ont et perçoivent des Vérités différentes. Et dans quel but veulent-ils cette vérité?

En effet, la Vérité demandée n'est pas toujours celle recherchée et la vraie demande d'autant plus difficile à identifier et à satisfaire que l'autonomie du patient veut qu'on réponde à sa question et à son désir précis d'information mais : *« la ruse de la raison consiste à faire croire aux individus que le sujet, dès l'origine et jusqu'au bout, sait ce qu'il veut »* comme le dis Lacan cité dans la thèse du Dr Chvetzoff (59). Quelle que soit la conviction avec laquelle les patients assurent vouloir connaître la Vérité, il faut être prudent car *« Les plus volontaires sont en effet parfois les plus fragiles »* (71). Chez les patients de cette étude, les raisons pour lesquelles ils veulent connaître le pronostic de leur maladie divergent. Presque tous ceux qui attendent la guérison veulent en savoir plus pour être rassurés et un seul d'entre eux envisage que la guérison ne soit pas possible. Concernant les deux patients qui attendent la guérison mais envisagent qu'elle ne soit pas possible, ils veulent savoir pour s'organiser. Ceux qui ont fait le deuil de la guérison veulent savoir pour préserver leur qualité de vie et pour garder une certaine maîtrise sur la situation. Pour les personnes qui ne peuvent entendre que la maladie n'est pas curable, la demande d'information pronostique est une demande de réassurance, cette information devient utile lorsque l'incurabilité est envisagée, elle est un accompagnement permettant une relation de confiance lorsque la guérison est intégrée comme impossible. Ainsi la Vérité souhaitée et attendue par les patients n'est pas un dogme immuable mais sa nature évolue avec le cheminement du patient *« le temps des uns n'est pas le temps des autres »* (71).

La demande explicite de Vérité sur l'espérance de vie pose problème aux médecins car l'estimation de cette dernière se base sur des statistiques qui ne peuvent s'appliquer au cas particulier d'un seul patient et d'autre part les statistiques données au patient sont toujours entendues à la première personne. Mais l'offre crée la demande (75) : les progrès de la science permettant de connaître de mieux en mieux les maladies et leur évolution ils permettent dans une certaine mesure de prédire l'avenir, particulièrement dans le monde de la génétique médicale depuis l'avènement des tests de dépistage des maladies génétiques. Dès lors qu'il est possible de connaître le futur, les gens veulent le connaître mais la moitié des personnes qui se présentent aux consultations de génétique vont jusqu'au bout de la démarche du test après un accompagnement médico-psychologique (75). Tout ce qui est possible n'est pas nécessairement souhaitable. L' homme désire savoir et demande le savoir au nom de son autonomie, revendication respectable, mais la véritable question à se poser est : que se passera-t-il une fois que la personne saura qu'elle est porteuse du gène, ou dans notre étude, que sa maladie n'est pas curable et se soldera par la mort ? Certes, cela satisfait au besoin d'autonomie de la personne et à son illusion de maîtrise et je dis bien illusion de maîtrise, car la satisfaction de cette demande aboutit à la conscience de l'immaîtrisable : la mort. Mais y a-t-il un réel bénéfice pour la personne à savoir cela ? Quels bienfaits cela lui apportera-t-il ? Et que veut-il savoir exactement ? On l'a dit l'offre engendre la demande. La médecine étudie des cohortes de milliers de patients pour en estimer la survie selon tel ou tel traitement ce qui aboutit à des résultats statistiques. Les médecins parlent chiffres et science, les patients leur répondent chiffre et science en demandant combien de temps il leur reste. Mais les chiffres sont factuels, immuables, les mathématiques ne laissent pas de place à l'humanité et à l'espoir et sont bien loin de la demande l'empathie et de réassurance des patients. Quel est le sens ? Quelle est la pertinence de la prédiction statistique ? Alors même que les patients désirent connaître un pronostic qualitatif et non quantitatif comme on le voit dans cette étude et dans la littérature (34). Comment continuer à vivre lorsqu'on sait qu'on va mourir ? L'annonce d'incurabilité fait réaliser que le temps est compté, on vit dans la certitude de la mort, on perd cette « naïveté » de la vie qui se déroule dans un semblant d'immortalité. Ce qui permet de continuer à vivre c'est l'espoir d'un lendemain même si la mort est proche et inévitable : les chiffres condamnent, les perspectives qualitatives laissent l'espoir d'un lendemain et l'espoir de battre les statistiques, d'être une de ces exceptions qui s'en est sortie malgré le mauvais pronostic.

III. Angoisse, espoir et incertitude.

Ces trois états constituent un premier axe de l'évolution et de cheminement du patient vers la possibilité de discuter le pronostic.

Dans l'imaginaire collectif, le cancer est associé à la mort (72). C'est une maladie qui n'est pas considérée comme chronique par la majorité des Français (73) donc si l'on ne peut la guérir on en meurt. C'est pour cela que la principale question des patients est la possibilité de la guérison. Derrière cette question de la guérison se pose en réalité la question de la mort. Le cancer est une maladie qui confronte à la mort, génératrice d'angoisse, une angoisse si prégnante et si obsédante que le sujet cherche à la soulager par tous les moyens. L'angoisse pousse le patient à rechercher l'information qui dira « vous allez guérir » ou « il ya tant de chances que vous guérissiez ». Le problème est quand cette guérison n'est plus possible. Le sujet cherche à entendre qu'il va guérir et recherche activement cette réponse par une demande d'information croissante et parfois provocante sous la forme du fameux « combien de temps il me reste à vivre ? », et la réponse ne peut être que décevante. On retrouve cette angoisse folle de l'incertitude qui doit être soulagée par tous les moyens dans le film français de Valérie Donzelli « La guerre est déclarée » (76) : après que son fils ait eu un scanner cérébral, Juliette ne peut attendre la consultation d'annonce et oblige le manipulateur radio à lui révéler le diagnostic de tumeur cérébrale. Le patient est poussé à demander une information même s'il ne la désire pas par l'angoisse de l'incertitude et par le désir d'autonomie et de contrôle propre à notre société du 21ᵉ siècle. En effet, l'Homme au cours de son histoire a acquis des savoirs et des compétences qui lui ont permis d'acquérir de plus en plus de contrôle sur son environnement, sur son corps (par la médecine) et même sur les lois de la physique. Plus le contrôle et la sécurité s'accroissent plus la demande de contrôle et de sécurité se renforce pour donner à l'humain un sentiment d'invulnérabilité qu'il se plaît à concevoir comme un état normal, le risque n'est plus permis, l'incertitude, le manque de contrôle sont des déchéances angoissantes. Mais persistent deux immaîtrisables : l'amour et la mort (77). La mort, immaîtrisable est devenue un scandale et tout ce qui tourne autour d'elle doit être maîtrisé : l'information pronostique en fait partie. La mort elle-même doit être maîtrisée pour soulager l'angoisse ce qui est un des arguments avancés dans le débat sur l'euthanasie : la peur et l'angoisse de l'inconnu de la mort mènent l'Homme à développer des stratégies pour se donner une illusion de contrôle : contrôler l'heure, le lieu et les modalités de sa mort afin de « mourir dans la dignité ». Cette notion de « mourir dans la dignité » implique donc qu'il y aurait des morts « indignes » : les agonies des personnes alitées qui se retrouvent dépendantes des autres, ne peuvent plus tout faire par elles-mêmes et ne sont plus « autonomes ». L'autonomie semble donc être dans cette vision une condition sine qua non à la dignité ce qui explique pourquoi les patients sont poussé à vouloir « tout savoir » afin de pouvoir faire des choix, rester maîtres de leur destin, rester « autonomes » et donc rester « dignes ». Je parle, ici, bien entendu, d'une des représentations sociales de la dignité et non pas de la dignité au sens éthique et absolu du terme qui est une dimension intrinsèque et inaliénable de tout individu : aucun individu n'est indigne, quelle que soit sa condition. L'autonomie et le fait de savoir permettent également de rester dans l'action et de « lutter » contre le cancer, « se battre », « être un survivant », tout ce vocabulaire guerrier utilisé lorsqu'on parle du cancer (59) fait des patients atteints de cancer des « héros » et les héros savent toujours ce qui les attend, dans les différents films où figure le cancer le patient sait souvent lorsqu'il n'est plus curable et sait combien de temps il lui reste à vivre (78–80). Le patient serait donc tenu, pour rester au rang des « héros du cancer » de tout savoir, y compris son pronostic.

L'angoisse de l'incertitude et le besoin de faire valoir son autonomie poussent le patient à rechercher « la Vérité » sur son pronostic dans un premier temps. L'incertitude liée au doute sur la guérison est génératrice d'angoisse pour les patients qui n'ont pas encore intégré leur probable incurabilité. Peu à peu, l'incertitude ne se porte plus sur la guérison, mais sur la diffusion de la maladie et le temps qu'elle mettra à tuer le patient qui en est atteint. L'incertitude n'est alors plus source d'angoisse « si je ne guéris pas je vais mourir, je veux savoir si je vais guérir pour être rassuré et faire cesser l'angoisse », mais source d'espoir « la maladie est là, je ne peux pas guérir, mais on ne sait pas ce qui va passer ni quand ni comment ». Le vécu de l'incertitude par le malade change, l'espoir se déplace également de la guérison (M. 6, M. 1, Mme 7, M. 4, M. 8) vers d'autres objets plus divers : l'espoir de ne jamais être abandonné (Mme 3), l'espoir de ne pas souffrir et préserver sa qualité de vie (Mme 2, Mme 3, M. 5, M. 8), l'espoir de vivre assez longtemps pour assister à un évènement (Mme 2, Mme 9). Les craintes se déplacent également : de la crainte de ne pas pouvoir retravailler (M. 1 et M. 8) ou de ne pas pouvoir guérir (M. 4, Mme 7, M. 6) on passe à la crainte de voir la mort se rapprocher (Mme 2) ou de voir sa qualité de vie se dégrader (Mme 2, Mme 3). Les peurs et les préoccupations sont différentes dans leurs manifestations et leurs expressions, mais elles regroupent toutes la peur de la mort.

Au cours du cheminement du patient l'incertitude qui reste constante lui permet de passer de l'angoisse à l'espoir, ce passage se fait-il uniquement grâce à l'annonce pronostique ? Ce qui expliquerait que des études (30,48,50) retrouve que la communication du pronostic au patient diminuerait le stress et l'anxiété. Dans son Master 2 d'éthique médicale (81), Olivier Huillard montre que la discussion de directives anticipées avec les patients se révèle très utile pour eux et n'accroit pas le niveau d'angoisse hormis pour une patiente sur cinq. Il est certain que la communication du pronostic au patient résout l'incertitude quant à la guérison qui est génératrice d'angoisse, elle ne réduit pas forcément l'angoisse pour autant. En effet, notre étude montre que les patients qui ont fait le deuil de la guérison ont moins de manifestations verbales d'angoisse, mais l'angoisse de la mort est toujours présente. Cette étude et les données de la littérature suggèrent qu'il ne faut donc pas hésiter à discuter le pronostic avec les patients afin de leur permettre de cheminer et apaiser leur angoisse. Cependant, avant d'entamer une telle démarche il est indispensable de vérifier ce que recherche le patient par l'information, pourquoi veut-il savoir et quoi ? Et comprendre les conséquences prévisibles de la révélation d'une incurabilité afin d'éviter la mort psychique du patient et pouvoir l'accompagner en préservant l'espoir.

IV. Les objectifs du patient : de la guérison à la qualité de vie, deux temporalités différentes

La modification du rapport au temps est un axe principal sur lequel évolue le patient au cours de son cheminement dans l'adaptation psychique à la maladie incurable. Les perceptions du temps sont différentes selon que les patients attendent la guérison ou qu'ils en ont fait le deuil. Ceux qui attendent la guérison et attendent qu'on leur dise qu'ils vont guérir sont dans une temporalité plus large et plus longue que ceux qui en ont fait le deuil. Ils se projettent plus loin dans le futur et, pour certains qui ne peuvent encore entendre qu'il sera écourté, ils cherchent à le poser comme un futur qui sera de manière certaine, comme ce qu'on pourrait appeler un « futur inconditionnel » en réponse à leur angoisse de mort. C'est-à-dire que pour eux le futur sera, ils disent qu'ils ne peuvent entendre le contraire. La demande de futur long s'accroit avec l'angoisse. Il n'est pas tout à fait juste de parler de futur inconditionnel dans la mesure où, du moment qu'un patient à un cancer, il pense nécessairement à la mort et à sa finitude, il demande s'il va mourir. Il réclame le futur, mais ne peut le poser comme inconditionnel dans la mesure où, par la demande même, il envisage la mort. Il envisage le futur en se plaçant dans une temporalité longue et le réclame en demandant la guérison. Au fur et à mesure que la personne comprend et intègre le fait qu'elle se rapproche de sa mort et fait le deuil de la guérison : la temporalité se réduit et l'angoisse est acceptée, intégrée pour montrer moins de manifestations. Le rapport au temps est un rapport à la mort, car ce qui fait la valeur du temps c'est qu'il est limité, c'est donc aussi un rapport à l'angoisse. Les patients qui ont fait le deuil de la guérison sont dans une temporalité plus courte et de durée incertaine. Ils espèrent vivre assez longtemps pour vivre tel ou tel évènement, mais le futur reste contingent, conditionnel. La vision du temps devient différente : d'un temps infini dans l'imaginaire la personne passe à un temps qui devient plus précieux, plus à mettre à profit : les gens souhaitent partir en voyage, revoir des personnes chères. Le temps se rapproche ainsi de la vision de Sénèque dans ses lettres à Lucilius (82–84) où, vieillissant et constatant sa vieillesse, il lui recommande de profiter et apprécier chaque instant. Non pas l'appréciation de chaque instant au sens épicurien « innocent » du terme selon lequel il faut vivre pour les plaisirs au jour le jour puisque de toute manière quand on ne sera plus on n'aura plus à s'en soucier : « ero, non sum, non curo ». Mais au sens où l'on fait face à la mort et à son angoisse et l'on y fait face en ordonnant « chaque jour comme s'il fermait la marche, parachevait la vie et la menait à sa plénitude » ; en se disant au soir de chaque jour « j'ai vécu ». Ainsi « Il est heureux et possesseur sans souci de lui-même, celui-là qui attend le lendemain sans inquiétude ; tout homme qui a dit "j'ai vécu" se lève chaque jour pour un profit supplémentaire » (83). La mort surgit dans le champ des possibles sans être une condamnation : il n'y a pas de coup d'arrêt définitif. Le temps est certes restreint après l'intégration de l'incurabilité, mais il reste un temps, d'une durée hypothétique, certes, mais un temps qui peut être investi aussi court soit-il, car « la mort n'est jamais maintenant » (43). Vivants, les patients sont encore maîtres de « saisir le possible ». La conception d'un temps plus court qui cible à préserver une qualité de vie, revoir quelqu'un, assister à un évènement proche dans le temps, permet d'en exclure la mort qui est proche, mais que l'on espère toujours exclure de ces moments à venir ; ainsi on ne vit pas dans la mort et l'on peut mettre à distance l'angoisse. À l'inverse, les personnes qui espèrent encore une guérison qui ne viendra pas se placent dans un temps long qui englobe des années et des projets à plus long terme. La mort vient faire irruption dans ce temps long pour le trancher net, le sujet ne peut alors se projeter sur le temps long que dans la mort, c'est ainsi que la temporalité du sujet se rétrécit de par l'impossibilité de se projeter dans la mort. L'impossibilité matérielle, car une ne peut projeter quelque chose qui ne sera pas, mais encore l'impossibilité liée à l'angoisse existentielle de se penser mort et de se projeter dans sa propre mort. Ainsi le sujet qui est dans une temporalité longue et envisage un futur à long terme se projette dans une vie future, mais restant tenaillé par de doute quant à sa survie, il se projette nécessairement dans sa propre mort qui engendre l'angoisse.

V.   Le rapport à la mort

Le rapport à la mort de l'individu et de la société est mouvant selon le contexte et selon l'époque. Ainsi, Philippe Ariès, dans son ouvrage « Essais sur l'Histoire de la mort en occident » (85) décrit l'évolution de la place de la mort dans la société occidentale du Moyen-âge à nos jours à travers : la mort apprivoisée, la mort de soi, la mort de toi et la mort interdite. La mort apprivoisée est telle au Moyen-âge où elle fait partie de la vie, est acceptée, proche des vivants qui veulent la voir arriver pour s'y préparer. Les hommes vivent alors dans la crainte que la mort ne les prenne par surprise. La mort est à cette époque proche des Hommes dans leurs esprits, mais aussi dans leurs lieux de vie : les nobles sont inhumés dans les églises, les cimetières entourent les lieux de cultes qui sont aussi des lieux de réunions régulières pour les vivants. La mort de soi se dégage à partir du XIIe siècle avec la réapparition des épitaphes et inscriptions funéraires qui avaient disparu au Ve siècle. La mort est individualisée. Les représentations artistiques du jugement dernier rappellent le décompte des bonnes et mauvaises actions de chacun qui détermineront son devenir dans l'au-delà. Le courant romantique au XVIIIe siècle introduit la mort de toi par la sublimation artistique de la douleur liée à la mort de l'autre. L'agonie et les obsèques sont publiques, admirées, la mort est reconnue pour sa beauté à cette époque. Un revirement survient au milieu du XIXe siècle pour aboutir à la mort interdite qui devient un tabou social, on cherche à cacher la mort pour se protéger de son irruption violente dans une vie heureuse. Contrairement au courant romantique où la peine était admirable sublimée, au temps de la mort interdite, les manifestations du deuil disparaissent et il devient inconvenant d'exprimer sa peine en public. La poursuite de cette attitude a été facilitée par l'évolution vers la société de consommation véhiculant un impératif de joie, de jeunesse et de beauté perpétuelle où la mort n'a pas sa place et dérange ce beau tableau. Dans les années 1950-1960, les progrès incessants de la science ont fait miroiter l'immortalité. À l'approche de la mort, on se rue dans les hôpitaux pour être sauvé au cas où il y aurait quand même quelque chose à faire pour ne pas mourir, ce qui a conduit à un déplacement de la mort du domicile vers l'hôpital et à une médicalisation de la mort, qui est aujourd'hui ressentie par certains patients comme une dépossession de leur mort.

Plus qu'un interdit, avec l'exigence de sécurité croissante de la médecine, la mort est devenue un scandale. Le cancer qui est la première cause de mortalité en France est désigné comme un tueur en série, la mort par cancer est considérée comme une mort évitable, non naturelle, comme si sans cette maladie les patients eussent été éternels. De par le fait qu'elle soit cachée et qu'elle soit repoussée de plus en plus loin par les progrès de la médecine la mort n'est plus naturelle : elle n'est plus acceptée ni acceptable. « *Quand tous les enfants leucémiques mouraient, on ne me reprochait rien, maintenant que j'en guéris plus de la moitié, je suis l'assassin des autres.* » (86) Ce sont les mots d'un médecin en oncohématologie qui constate ce scandale de la mort que nous vivons actuellement.

Le rapport individuel à la mort étudié ici diffère selon que les patients envisagent où non la guérison. En effet, la mort est envisagée explicitement uniquement par des patients qui ont fait le deuil de la guérison alors qu'elle plane forcément dans les esprits de tous. La mort initialement interdite, repoussée est peu à peu intégrée, apprivoisée pour constituer une éventualité à venir dicible, envisageable. D'un impossible la mort passe dans le champ des possibles sans pour autant être une condamnation. Cela n'enlève par pour autant l'angoisse qu'elle suscite : l'angoisse de la mort est toujours présente. C'est le positionnement par rapport à cette angoisse qui évolue au cours du cheminement de la personne. L'angoisse est initialement prédominante et étouffante au point qu'on cherche par tous les moyens à la calmer, qu'on réclame une réassurance quant à la vie à venir. Cette vie à venir se trouvant limitée, l'évolution se fait vars l'acceptation non pas de la mort elle-même, mais de l'angoisse qu'elle suscite. Après le deuil de la guérison, l'angoisse persiste, mais ses manifestations se font moins récurrentes, moins bruyantes. L'angoisse persiste, mais la lutte anxieuse cesse.

Chez les patients qui sont dans l'optique de la guérison, la mort est repoussée explicitement ou implicitement, elle est fuie. Pour les patients qui ont fait le deuil de la guérison, la mort est plus proche à la fois psychiquement, car elle constitue une possibilité dans un avenir plus ou moins proche. Mais elle est même parfois plus proche physiquement : M. 5 ayant vu ses parents mourir jeunes, l'idée de la mort est très présente dans son esprit ; Mme 2 ayant failli mourir lors de l'entrée dans la maladie, elle a intégré la mort comme proche d'elle psychiquement, car elle aurait déjà pu mourir et vit une sorte de répit. L'irruption d'une expérience confrontant à la mort dans la vie d'une personne restaure cette proximité psychique avec la possibilité de la finitude. La mort est envisageable. Tout en restant angoissante, elle relève de la possibilité naturelle et non plus du scandale inenvisageable.

VI. La position de soignant

Le soignant est le principal interlocuteur du patient dans sa détresse face à la maladie et face à son pronostic. Il se trouve face à une personne dont le pronostic vital est engagé et qui est en demande d'aide par rapport à une situation que d'une part le soignant ne peut résoudre en lui sauvant la vie et que d'autre part il ne peut soutenir et accompagner que de manière limitée, car la mort est un évènement unique et propre à chaque personne qui n'être vécu que seul. La mort de soi renvoie à la solitude intrinsèque de l'Homme. Le patient dont de pronostic engage la vie est donc seul face à sa mort quel que soit l'accompagnement ; certes, cet accompagnement et l'empathie peuvent apaiser en partie l'angoisse et le sentiment de solitude, mais les aidants et les soignants ne peuvent vivre la mort du patient avec lui ou à sa place. Il s'agit donc pour le soignant d'accompagner une situation de solitude métaphysique irréversible : en ce sens, l'accompagnement ne peut jamais être un réel succès, car il ne comble jamais totalement la solitude. Cet échec partiel inévitable de l'accompagnement ajoute pour le soignant à la frustration de voir mourir une personne qu'il était censé sauver et c'est ce qui constitue la difficulté essentielle pour le médecin de l'annonce pronostique : annoncer l'incurabilité et l'irruption de la mort dans une vie et préserver l'espoir par un accompagnement persévérant tout en assumant le fossé qui sépare celui qui vivra de celui qui a conscience de sa mort prochaine, en acceptant qu'on ne puisse combler le sentiment fondamental de solitude.

Pour aboutir à cet accompagnement, le soignant et en particulier ici nous parlerons du médecin, se doit, comme on l'a vu d'avancer, avec le patient dans l'information pronostique en tenant compte des différents axes sur lesquels évolue le patient au cours de son cheminement : les raisons pour lesquelles il veut connaître le pronostic, sa position par rapport à la mort et l'incertitude, quelles sont ses craintes et ses espoirs, dans quelle temporalité il se projette. Toute cette évaluation est importante pour comprendre le patient dans son ambivalence et pouvoir l'amener à cheminer en s'adaptant à son positionnement. Mais une telle évaluation prend du temps et nécessite des discussions approfondies avec le patient. De plus, c'est une évaluation préalable à la révélation du pronostic. Dans ces conditions, le médecin se trouve face à un patient dans l'attente d'informations concernant son avenir. Le médecin détenant l'information pronostique, une évaluation tournant autour de la question du pronostic ne peut que susciter la défiance et la rage du patient. Devant un patient qui demande à savoir, la seule question de ce que pourraient lui apporter les informations qu'il demande sous-entend qu'on pourrait ne pas les lui donner si les justifications qu'il apporte sont jugées insuffisantes. Lors des entretiens, lorsque j'ai demandé aux patients pourquoi ils voulaient connaître telle ou telle information et ce que cela leur apporterait certains ont eu une réaction de colère en disant qu'il voulait savoir parce que c'était eux les premiers concernés et qu'ils avaient le droit de savoir. L'installation d'une telle défiance dans la relation thérapeutique ne peut permettre l'instauration d'une confiance qui sera le ciment de l'accompagnement ultérieur. La personne qui détient l'information pronostique ne peut demander au patient pourquoi il désire l'obtenir, cette attitude est de nos jours trop paternaliste et fait prendre au médecin un pouvoir sur le patient qui tend vers la perversion. Ce n'est donc pas le médecin qui peut réaliser l'évaluation dont je fais mention ci-dessus, mais un autre professionnel de santé qui ne connaît pas le pronostic ou du moins n'est pas censé le connaître d'après le patient. C'est ici que prend toute l'importance de l'expertise du psychologue clinicien qui, en tant que soignant non médical, peut explorer avec le patient ses différentes interrogations, leur sens, et leurs implications futures. L'intervention d'un psychologue clinicien apparaît donc indispensable dans les situations de cancer incurable pour aider à l'évaluation du sens de l'information pronostique pour le patient.

La multidisciplinarité est un pilier essentiel de la cancérologie moderne où des centaines de molécules de chimiothérapie existent et où se pose la question de quand continuer et quand arrêter, la question de la chimiothérapie de trop. Dans sa thèse le Dr Chvetzoff (59) rapporte qu'au-delà d'un certain nombre de lignes de chimiothérapie il n'ya plus de bénéfice ni en survie globale ni en survie sans progression. Dans son étude, la moitié des patientes recevaient une chimiothérapie dans les quinze jours précédant leur décès. La question du médecin, qui est essentiellement de trouver toujours de nouveaux traitements plus efficaces et en essayer davantage pour tenter de sauver leurs patients, doit maintenant prendre en compte la question de quand arrêter les traitements et pour pouvoir les arrêter comment amener le patient à comprendre son pronostic, sur quels faisceaux d'arguments se baser pour l'informer au mieux en préservant son espoir et un accompagnement de qualité ? Le travail présenté ici s'inscrit dans une nouvelle démarche en cancérologie qui, tout en poursuivant de nouvelles thérapeutiques plus efficaces, cherche à ne pas faire le traitement de trop et à ne pas nier l'échec des traitements et l'approche de la mort afin de pouvoir optimiser et adapter l'accompagnement des patients atteints de maladie incurable.

VII. Les limites de l'étude

Cette étude permet d'élaborer des pistes de réflexion quant au sens de l'information et de la non-information pronostique chez les patients atteints de cancer incurable, mais ces résultats sont à considérer en prenant en compte un certain nombre de biais qui interviennent dans l'étude. Premièrement concernant la constitution de l'échantillon de patients vus en entretien. Tous les patients étudiés n'étaient pas atteints du même type de cancer. Or, les histoires des maladies, les connaissances qu'en ont les patients et le pronostic diffèrent selon le type de cancer. Concernant le type de cancer il faut noter que l'hôpital Cochin est un centre de référence dans le traitement des sarcomes ce qui explique la proportion anormalement élevée de patients atteints de ce cancer rare dans cette étude. Les sarcomes sont des cancers globalement de mauvais pronostic et des maladies rares qui sont peu connues par la population générale et peuvent toucher des personnes jeunes. On se trouve donc face à une population atteinte d'un cancer rare dont ils ne connaissent vraisemblablement que peu de choses à l'entrée dans la maladie et où l'incertitude liée à la rareté de la maladie est sans doute plus prégnante que pour les cancers du pancréas qui sont connus pour être très agressifs ou les cancers du sein connus pour être plus facilement curables. Ce biais de recrutement peu limité la généralisabilité des résultats de l'étude de même que le fait que l'étude soit unicentrique comporte un très petit nombre de patients et que le recrutement des patients ait été fait par seulement deux oncologues. Enfin, le fait que les patients aient été pour la plupart d'origine et de culture européenne n'a pas permis une étude du sens de l'information pronostique selon les cultures.

Deuxièmement, en ce qui concerne l'investigation en elle-même, plusieurs éléments peuvent biaiser les résultats de l'étude. L'entretien semi-directif ne prévoyait pas de demander explicitement aux patients s'ils attendaient ou non une guérison c'est la récurrence de ce thème dans les entretiens qui a conduit à identifier trois groupes de patients : ceux qui attendent la guérison et n'envisagent pas d'autre possibilité ou au contraire envisagent qu'elle ne soit pas possible et ceux qui en auraient fait le deuil. Mais il faut bien garder à l'esprit que cette distinction s'est fait sur une analyse d'entretien mettant parfois en jeu l'implicite et ne se base pas sur une méthode aussi fiable qu'une question directe et explicite qui aurait permis de savoir avec certitude si les patients attendaient la guérison ou non. Il faut également prendre en compte l'inexpérience de l'investigateur principal dans la conduite d'entretiens semi-directifs ce qui a pu induire une perte d'information. L'investigateur a pu ne pas oser ou ne pas penser à creuser certaines questions plus que d'autres. Il n'a sans doute pas saisi certaines ouvertures que lui laissait le patient à des discussions plus avancées sur tel ou tel aspect des thèmes abordés. Les entretiens conduits ne sont pas l'œuvre d'un professionnel, mais bien celle d'un néophyte, les informations recueillies ne sont donc pas nécessairement complètes et exhaustives. Il est également important de savoir que l'investigateur principal avait déjà travaillé en tant qu'interne en oncologie dans le service où a été conduite l'étude et avait donc auparavant pris en charge certains patients qu'elle interrogeait pour cette étude. Les deux patients déjà connus de l'investigateur principal étaient globalement plus bavards que les autres, car ils la connaissaient déjà et n'avaient pas cette défiance naturelle que chacun a face à un inconnu qui vient poser des questions. Ceci est donc plutôt un point positif, car les patients étaient en confiance pour parler, mais il y a également un inconvénient : même si l'investigateur se présentait comme étudiante en éthique les patients savaient bien qu'elle était médecin et pouvait se positionner par rapport à elle comme par rapport un membre de l'équipe médicale capable de répéter ce qui serait dit en entretien au reste de l'équipe et non comme un simple chercheur extérieur.

Troisièmement, on parlera des biais induits lors de l'interprétation des résultats. Le premier est déjà dans cette première phrase : « interprétation ». L'analyse a été faite par une lecture qui se voulait objective par une analyse de la sémantique dépourvue d'interprétation. Mais tout le monde sait que cela n'est pas possible, car pour comprendre un propos il est nécessaire de l'interpréter, de décoder le langage et comme on l'a vu dans la première partie de ce mémoire, un même mot peut avoir plusieurs significations selon la personne qui le perçoit, il en est de même pour les tournures de phrase. L'analyse n'a pas été conduite par un logiciel d'analyse d'entretien semi-directif, mais par un être humain qui a honnêtement tenté de rester objectif sur les propos qu'il lisait, mais comporte ses propres limites et a sans doute, malgré lui, interprété quelques-uns des propos lus. Il a pu les interpréter dans le sens de ce qu'a voulu dire le patient, mais a aussi pu mal comprendre ce qui était dit ou sous-entendu. L'analyse des 9 entretiens s'est faite sur un temps relativement court, imparti par le calendrier universitaire. Il n'a donc pas été possible de corriger et réadapter le guide d'entretien en fonction des résultats des premiers entretiens conduits. Ce guide est donc imparfait, car n'a pas été réadapté, il a cependant permis de recueillir plusieurs témoignages contributifs. Une réadaptation de ce guide en fonction des résultats de cette étude pourrait être intéressante pour la conduite d'études ultérieures.

VIII.   Les solutions proposées

Les réflexions éthiques doivent se faire sur les pratiques médicales afin d'encourager leur développement pour tendre à une vision éthique de la relation de soin et de la personne malade. Dans ce dernier paragraphe de la discussion, nous proposerons des solutions, certes imparfaites, mais qui peuvent constituer le point de départ d'une évolution des pratiques en termes de communication pronostique en cancérologie. La réflexion sur le sens de l'information pronostique pour un patient doit se placer en amont de l'annonce pronostique elle-même afin qu'elle soit la mieux adaptée possible. Dans cette optique, une équipe de Washington propose dans le « Journal of Clinical Oncology » (JCO) en 2006 (29) de demander au patient à un stade précoce de sa maladie quelle quantité et type d'information il souhaite recevoir. L'idée est intéressante, car elle permet au patient et à son médecin de poser une réflexion en dehors d'un état de crise, avant que la maladie ne s'aggrave. Mais c'est également son point faible, même s'il est judicieux de parler précocement de cela avec un patient il ne faut pas occulter l'évolutivité du souhait d'information et l'ambivalence du patient qui s'installe quand la gravité se fait sentir. De plus, il est important de connaître ce que le patient désire savoir, mais il est encore plus important de comprendre pourquoi il veut le savoir afin d'assimiler les enjeux et les potentielles conséquences de la révélation pronostique. L'approche proposée dans le JCO est donc intéressante, mais elle reste incomplète.

En 2010, le Dr Bahti publie dans « Seminars *in oncology nursing* » (9) une proposition de six questions à poser au patient pour l'aider à avancer. Nous discuterons ces questions une à une.

- Question 1 : *Quelles sont vos principales peurs et préoccupations ?* La question apparaît en effet pertinente. Notre étude montre bien que les objectifs du patient, ses craintes et ses espoirs ne sont pas les mêmes, suivant qu'il attend une guérison on qu'il comprend que la guérison n'est pas possible et qu'il décèdera probablement de sa maladie. Poser cette question permet au médecin de situer mieux où en est psychiquement sont patient dans le cheminement vers l'assimilation de l'incurabilité sans pour autant susciter la défiance de ce dernier.

- Question 2 : *Avez-vous les ressources nécessaires pour affronter ce qui advient ?* Sur le fond, la question est d'identifier les ressources et les appuis dont dispose le patient et qui lui permettront ou non de surmonter l'épreuve de l'annonce pronostique. Sur la forme, cela suppose que le patient ait conscience de ce qui advient ce qui n'est pas toujours le cas et c'est même le plus souvent la question qu'il pose « que va-t-il advenir ? » La forme de la question est donc sans doute angoissante et inadaptée, mais le fond est pertinent : il est nécessaire de questionner le patient sur sa vie personnelle pour identifier ses ressources.

- Question 3 : *Avez-vous des problèmes financiers ?* Le fond rejoint celui de la question 2, mais la forme est encore ici à revoir pour la culture française où il est traditionnellement mal vu de parler aussi ouvertement d'argent, ce qui n'est pas le cas dans la culture anglo-saxonne.

- Question 4 : *Auriez-vous une aide de votre famille ou votre communauté si vos besoins en soins augmentaient/si votre dépendance s'accentuait ?* Cette question soulève le problème de la dépendance aux autres et du rapport du patient à la dépendance. Au-delà de la simple réponse à la question par « oui je suis entouré » ou « non je ne suis pas entouré » le patient pourra dire comment il envisage cet état de dépendance : est-il acceptable ? Ou renvoie-t-il à une déchéance absolue mettant en péril la dignité de la personne selon sa vision des choses ? Cette question permettra d'identifier le degré de besoin de maîtrise du patient et probablement sa propension à rechercher toutes les informations pour se rassurer en gardant un sentiment de contrôle, mais aussi le risque de détresse importante au moment de cette perte de contrôle, au moment où la maladie échappera à toute ressource thérapeutique et à tout contrôle...

- Question 5 : *Comment définissez-vous votre qualité de vie à ce jour ? Jusqu'où voulez-vous qu'aille l'intervention médicale ?* La question de la qualité de vie permet d'initier, avec le patient, un recentrage sur le moment présent, introduire l'idée qu'il ne faut pas tout sacrifier aujourd'hui dans l'espoir d'un meilleur futur, car dans le cas de l'incurabilité, le futur est limité. Les patients qui ont fait le deuil de la guérison sont en effet dans une temporalité plus restreinte plus centrée sur le présent et sur la qualité de vie. Donner de l'importance à la qualité de vie par l'introduction précoce des soins de supports puis de soins palliatifs pourrait faciliter la compréhension par les patients de leur situation (38) et le changement de temporalité qui s'opère pendant le deuil de la guérison en aidant le patient à moins se préoccuper du futur pour s'intéresser au présent. La deuxième question qui concerne l'intervention médicale introduit la sixième relative aux directives anticipées.

- Question 6 : *Avez-vous des directives anticipées ? Avez-vous une personne de confiance pour témoigner de votre désir si vous n'êtes plus en capacité de vous exprimer ?* Ces deux questions peuvent paraître violentes, car elles introduisent la possibilité que le patient se trouve en fin de vie et/ou en situation de ne plus pouvoir exprimer sa volonté, en situation de dépendance totale. Et pourtant, le travail d'Olivier Huillard (81) sur les directives anticipées montre que tous les patients jugent « très utiles » le fait de discuter de leurs souhaits en cas d'aggravation, et seulement un des patients vus entretien trouvait cela très angoissant. Il est donc tout à fait adapté de poser ces questions, elles permettent un sentiment de contrôle tout en amenant le patient à réfléchir à une possible aggravation, mais il faut bien noter que beaucoup de patients ont été exclus de cette étude, car l'équipe les jugeait à trop grand risque de détresse psychologique.

Notre étude montre qu'il est nécessaire de prendre en compte non pas des facteurs prédictifs, mais un faisceau d'arguments afin d'évaluer ce que peut entendre un patient ou non sur son pronostic, quelles informations auront un sens et seront constructives et lesquelles ne le seront pas. On peut se représenter ce faisceau d'arguments sous la forme d'axes sur lesquels évolue le patient.

- **Les objectifs** : L'objectif principal qui est initialement la guérison devient ensuite la qualité de vie

- **La demande de « Vérité » et de réassurance** : les patients disent tous vouloir connaître la Vérité, mais certains la demandent et la revendiquent plus que d'autres, le plus souvent dans le but d'être rassurés. Ces patients attendent donc souvent une réassurance par rapport au fait qu'ils ne vont pas mourir de leur maladie. Il faut être prudent dans l'annonce pronostique de ces patients et les aider à cheminer pour intégrer l'incurabilité.
- **Le rapport à l'incertitude** : D'angoissante, car concernant la guérison l'incertitude devient ensuite source d'espoir lorsqu'elle se porte sur la durée de vie.
- **L'objet de l'espoir** : De l'espoir d'une guérison le patient passera à l'espoir de la préservation de la qualité de vie et de vivre assez longtemps pour vivre certains évènements.
- **Les manifestations d'angoisse** : la lutte anxieuse manifeste diminue le plus souvent avec le deuil de la guérison même si l'angoisse persiste.
- **La temporalité** : D'une temporalité longue dans laquelle peut encore surgir la mort source d'angoisse, les patients évoluent vers une temporalité plus courte centrée sur la qualité de vie et l'attente d'évènements plus proches ce qui permet d'exclure la mort de cette temporalité courte et de diminuer l'angoisse.
- **Le rapport à la mort** : la mort qui est rejetée dans un premier temps devient plus proche, plus envisagée au fur à mesure que le patient fait le deuil de sa guérison.

Conclusion

Aujourd'hui, les patients revendiquent leur autonomie et leur droit d'être informé sur leur état de santé. Face à un patient atteint de cancer incurable, l'oncologue est tiraillé entre la nécessité de l'informer pour lui permettre d'être acteur de sa prise en charge en faisant les choix les plus adaptés à ce qu'il souhaite pour lui-même et la crainte de détruire tout espoir en annonçant le mauvais pronostic de la maladie. La plupart des études retrouvées dans la littérature sont anglo-saxonnes et attestent qu'une large majorité de patients désire connaître son pronostic sans que la révélation induise une détresse psychique, elle diminuerait même l'anxiété. Cependant, des différences culturelles importantes existent entre les Anglo-saxons et les Latins et il ne faut pas occulter la minorité qui ne souhaite pas connaître son pronostic ou ne souhaite pas le connaître entièrement. Toute la difficulté pour le médecin est alors d'identifier ce que peut entendre son patient, quelles informations seront constructives et lesquelles seront destructrices.

Cette analyse d'entretiens semi-directifs conduit auprès de patients atteints de cancer incurable montre qu'il n'existe pas de facteurs spécifiques pour identifier à coup sûr qui bénéficie ou non de l'information pronostique, mais permet de comprendre le sens de cette information et ce que les personnes en attendent selon leur cheminement et selon quels axes s'effectuent ce cheminement qui va de l'attente de la guérison à l'attente de la préservation de la qualité de vie. La demande d'information ira de la demande de réassurance à la demande d'information pour s'organiser et connaître l'évolution et quelles possibilités elle laisse. Le cheminement s'accompagne d'un changement dans les manifestations d'angoisse, d'une évolution du rapport au temps, à la mort, à l'espoir et à l'incertitude. Autant de signes subtils que peut, en partie, recueillir l'oncologue en consultation pour juger du degré d'avancée de son patient dans le processus de deuil de la guérison. Mais cette évaluation ne peut être effectuée par l'oncologue seul en position de détenteur de l'information pronostique, il est important qu'il soit aidé par une équipe multidisciplinaire et en particulier par un psychologue clinicien. L'identification de ces axes est un premier pas, mais d'autres études dans le domaine de sciences humaines et sociales sont nécessaires afin de déterminer une façon adaptée de les utiliser en pratique clinique au travers de questions à poser au patient avant une consultation d'annonce pronostique.

Bibliographie

1. Code de la santé publique - Article L1111-2. Code Santé Publique.

2. Hancock K, Clayton JM, Parker SM, Wal der S, Butow PN, Carrick S, et al. Truth-telling in discussing prognosis in advanced life-limiting illnesses: a systematic review. Palliat. Med. sept 2007;21(6):507 517.

3. Quirt CF;Mackillop WJ;Ginsburg AD;Sheldon L;Brundage M;Dixon P;Ginsburg L. Do doctors know when their patients don't? A survey of doctor-patient communication in lung cancer. Lung Cancer. 1 août 1997;18(1):1 20.

4. Bruera E;Sweeney C;Calder K;Palmer L;Benisch-Tolley S. Patient preferences versus physician perceptions of treatment decisions in cancer care. J. Clin. Oncol. Off. J. Am. Soc. Clin. Oncol. 1 juin 2001;19(11):2883 2885.

5. Civ. 1re, 27 mai 1998, Bull. civ. I, n° 187 ; Resp. civ. et assur. 1998.comm.276.

6. Elger BS, Harding TW. Should cancer patients be informed about their diagnosis and prognosis? Future doctors and lawyers differ. J. Med. Ethics. août 2002;28(4):258 265.

7. Fasc. 18-1 n° 7, préc. ; Versailles, 10 juin 1999 ; Civ. 18 juill. 2000, Juris-Data n° 002998.

8. Article 35 - Information du patient | Conseil National de l'Ordre des Médecins [Internet]. [cité 18 mai 2013]. Disponible sur: http://www.conseil-national.medecin.fr/article/article-35-information-du-malade-259

9. Bahti T. Coping issues among people living with advanced cancer. Semin. Oncol. Nurs. août 2010;26(3):175 182.

10. Martine Ruszniewski; Carole Bouleuc. L'annonce d'une mauvaise nouvelle médicale épreuve pour le malade, défi pour le médecin. Laennec. 2012;60:24 37.

11. Ruszniewski M. Face à la maladie grave. patients, familles, soignants. Dunod. 1995.

12. A. Desauw · V. Christophe · P. Antoine · S. Cattan · J.-L. Nandrino. Quelle perception les praticiens ont-ils de l'annonce de mauvaises nouvelles en

oncologie ? Analyse qualitative du vécu et des stratégies de régulation émotionnelle. Psychooncology. 2009;(3):134 139.

13. Rogg L, Loge JH, Aasland OG, Graugaard PK. Physicians' attitudes towards disclosure of prognostic information: a survey among a representative cross-section of 1605 Norwegian physicians. Patient Educ. Couns. nov 2009;77(2):242 247.

14. Deschepper R, Bernheim JL, Vander Stichele R, Van den Block L, Michiels E, Van Der Kelen G, et al. Truth-telling at the end of life: a pilot study on the perspective of patients and professional caregivers. Patient Educ. Couns. avr 2008;71(1):52 56.

15. Del Vento A;Bavelas J;Healing S;MacLean G;Kirk P. An experimental investigation of the dilemma of delivering bad news. Patient Educ. Couns. 1 déc 2009;77(3):443 449.

16. Graugaard PK;Rogg L;Eide H;Uhlig T;Loge JH. Ways of providing the patient with a prognosis: a terminology of employed strategies based on qualitative data. Patient Educ. Couns. 1 avr 2011;83(1):80 86.

17. Back AL;Trinidad SB;Hopley EK;Arnold RM;Baile WF;Edwards KA. What patients value when oncologists give news of cancer recurrence: commentary on specific moments in audio-recorded conversations. The oncologist. 1 janv 2011;16(3):342 350.

18. Ohlén J;Elofsson LC;Hydén LC;Friberg F. Exploration of communicative patterns of consultations in palliative cancer care. Eur. J. Oncol. Nurs. 1 févr 2008;12(1):44 52.

19. Joffin I. Les besoins d'information médicale évalués sur une cohorte de 100 patients traités pour un cancer métastatique à l'institut Curie. Faculté de médecine, Université Diderot paris 7; 2012.

20. Johansson M;Rydén A;Ahlberg K;Finizia C. « Setting boundaries » - mental adjustment to cancer in laryngeal cancer patients: an interview study. Eur. J. Oncol. Nurs. 1 sept 2012;16(4):419 425.

21. Smith TJ, Longo DL. Talking with Patients about Dying. N. Engl. J. Med. 25 oct 2012;367(17):1651 1652.

22. Werber B. Bernard Werber: Communication [Internet]. [cité 24 avr 2013]. Disponible sur: http://www.bernardwerber.com/unpeuplus/innerview/pages/Communication.htm

23. Cosnier J. Les gestes du dialogue, la communication non-verbale. Psychol. Motiv. 1996;(21).

24. Cosnier J. Communication non-verbale et langage. Psychol. Médicale. 1977;9(11):2033 2049.

25. Bilodeau G. La communication non verbale. Parlement européen;

26. pronostic - Wiktionnaire [Internet]. [cité 18 mai 2013]. Disponible sur: http://fr.wiktionary.org/wiki/pronostic

27. Gramling R;Norton SA;Ladwig S;Metzger M;Deluca J;Gramling D;Schatz D;Epstein R;Quill T;Alexander S. Direct Observation of Prognosis Communication in Palliative Care: A Descriptive Study. J. Pain Symptom Manage. 30 mai 2012;

28. Gattellari M, Voigt KJ, Butow PN, Tattersall MHN. When the treatment goal is not cure: are cancer patients equipped to make informed decisions? J. Clin. Oncol. Off. J. Am. Soc. Clin. Oncol. 15 janv 2002;20(2):503 513.

29. Back AL, Arnold RM. Discussing prognosis: « how much do you want to know? » talking to patients who are prepared for explicit information. J. Clin. Oncol. Off. J. Am. Soc. Clin. Oncol. 1 sept 2006;24(25):4209 4213.

30. Innes S;Payne S. Advanced cancer patients' prognostic information preferences: a review. Palliat. Med. 1 janv 2009;23(1):29 39.

31. Bailey DM. A patient's plea--breaking the news. Neuro-Oncol. avr 2000;2(2):125 126.

32. Temel JS, Greer JA, Muzikansky A, Gallagher ER, Admane S, Jackson VA, et al. Early palliative care for patients with metastatic non-small-cell lung cancer. N. Engl. J. Med. 19 août 2010;363(8):733 742.

33. Pascale Vinant; Emmanuel Hirsch: Jean Claude Ameisen. L'annonce pronostique en fin de vie. Ethique Médecine Société Compr. Réfléchir Décider. Vuibert. 2007. p. 820 827.

34. Kaplowitz SA, Campo S, Chiu WT. Cancer patients' desires for communication of prognosis information. Health Commun. 2002;14(2):221 241.

35. Fujimori M;Uchitomi Y. Preferences of cancer patients regarding communication of bad news: a systematic literature review. Jpn. J. Clin. Oncol. 1 avr 2009;39(4):201 216.

36. Hagerty RG;Butow PN;Ellis PM;Dimitry S;Tattersall MH. Communicating prognosis in cancer care: a systematic review of the literature. Ann. Oncol. Off. J. Eur. Soc. Med. Oncol. Kluwer. 1 juill 2005;16(7):1005 1053.

37. Hagerty RG, Butow PN, Ellis PA, Lobb EA, Pendlebury S, Leighl N, et al. Cancer patient preferences for communication of prognosis in the metastatic setting. J. Clin. Oncol. Off. J. Am. Soc. Clin. Oncol. 1 mai 2004;22(9):1721 1730.

38. Temel JS, Greer JA, Admane S, Gallagher ER, Jackson VA, Lynch TJ, et al. Longitudinal perceptions of prognosis and goals of therapy in patients with metastatic non-small-cell lung cancer: results of a randomized study of early palliative care. J. Clin. Oncol. Off. J. Am. Soc. Clin. Oncol. 10 juin 2011;29(17):2319 2326.

39. Fried TR, Bradley EH, O'Leary J. Prognosis communication in serious illness: perceptions of older patients, caregivers, and clinicians. J. Am. Geriatr. Soc. oct 2003;51(10):1398 1403.

40. Hervé C. La construction de la personne humaine (Partie 2) [Internet]. Ethique Santé - Réseau Rodin. [cité 18 mai 2013]. Disponible sur: http://ccsd11.ccsd.cnrs.fr/?q=node/1995

41. Milgram S. Behavioral Study of obedience. J. Abnorm. Soc. Psychol. oct 1963;67(4):371 378.

42. Van Vliet L;Francke A;Tomson S;Plum N;van der Wall E;Bensing J. When cure is no option: How explicit and hopeful can information be given? A qualitative study in breast cancer. Patient Educ. Couns. 7 mai 2011;

43. Levinas E. Le temps de l'autre.

44. Hagerty RG, Butow PN, Ellis PM, Lobb EA, Pendlebury SC, Leighl N, et al. Communicating with realism and hope: incurable cancer patients' views on the disclosure of prognosis. J. Clin. Oncol. Off. J. Am. Soc. Clin. Oncol. 20 févr 2005;23(6):1278 1288.

45. Weeks JC, Cook EF, O'Day SJ, Peterson LM, Wenger N, Reding D, et al. Relationship between cancer patients' predictions of prognosis and their treatment preferences. Jama J. Am. Med. Assoc. 3 juin 1998;279(21):1709 1714.

46. Mort D. For Better, for worse? London: National Confidential Enquiry into Patient Outcome and Death. 2008.

47. Wright AA, Zhang B, Ray A, Mack JW, Trice E, Balboni T, et al. Associations between end-of-life discussions, patient mental health, medical care near death, and caregiver bereavement adjustment. Jama J. Am. Med. Assoc. 8 oct 2008;300(14):1665 1673.

48. Mack JW, Smith TJ. Reasons why physicians do not have discussions about poor prognosis, why it matters, and what can be improved. J. Clin. Oncol. Off. J. Am. Soc. Clin. Oncol. 1 août 2012;30(22):2715 2717.

49. Kirk P, Kirk I, Kristjanson LJ. What do patients receiving palliative care for cancer and their families want to be told? A Canadian and Australian qualitative study. BMJ. 5 juin 2004;328(7452):1343.

50. Erratum to: When the treatment goal is not cure: are patients informed adequately? Support. Care Cancer Off. J. Multinatl. Assoc. Support. Care Cancer. août 2011;19(8):1273.

51. Owen R;Jeffrey D. Communication: common challenging scenarios in cancer care. Eur. J. Cancer. 1 mai 2008;44(8):1163 1168.

52. Labruyère A. Enjeux éthiques de l'information au malade à propos du cancer du côlon [Internet]. Ethique Santé - Réseau Rodin. 2003 [cité 19 mai 2013]. Disponible sur: http://ccsd11.ccsd.cnrs.fr/?q=node/849

53. Miller M, Mogun H, Azrael D, Hempstead K, Solomon DH. Cancer and the risk of suicide in older Americans. J. Clin. Oncol. Off. J. Am. Soc. Clin. Oncol. 10 oct 2008;26(29):4720-4724.

54. Hélène Brocq. Ethique et annonce de diagnostic : informer ou l'art de mettre les formes. J. Psychol. 2008;159:65‑69.

55. Burgers C;Beukeboom CJ;Sparks L. How the doc should (not) talk: When breaking bad news with negations influences patients' immediate responses and medical adherence intentions. Patient Educ. Couns. 1 nov 2012;89(2):267‑273.

56. Kiely BE;Stockler MR;Tattersall MH. Thinking and talking about life expectancy in incurable cancer. Semin. Oncol. 1 juin 2011;38(3):380‑385.

57. Wenrich MD;Curtis JR;Shannon SE;Carline JD;Ambrozy DM;Ramsey PG. Communicating with dying patients within the spectrum of medical care from terminal diagnosis to death. Arch. Intern. Med. 26 mars 2001;161(6):868‑874.

58. C.L. Paul *, T. Clinton-McHarg, R.W. Sanson-Fisher, H. Douglas, G. Webb. Are we there yet? The state of the evidence base for guidelines on breaking bad news to cancer patients. nov 2009;45(17):2960‑2966.

59. Chvetzoff G. Enjeux éthiques des décisions d'arrêt de chimiothérapie. [Paris]: Paris V; 2010.

60. Carola Locatelli , Pierluca Piselli , Marcella Cicerchia , Mimma Raffaelea , Angela Marie Abbatecola , Lazzaro Repetto. Telling bad news to the elderly cancer patients: The role of family caregivers in the choice of non-disclosure – The Gruppo Italiano di Oncologia Geriatrica (GIOGer) Study. J. Geriatr. Oncol. 2010;(1):73‑80.

61. Clayton JM, Hancock K, Parker S, Butow PN, Walder S, Carrick S, et al. Sustaining hope when communicating with terminally ill patients and their families: a systematic review. Psychooncology. juill 2008;17(7):641‑659.

62. Voorhees J;Rietjens J;Onwuteaka-Philipsen B;Deliens L;Cartwright C;Faisst K;Norup M;Miccinesi G;van der Heide A. Discussing prognosis with terminally ill cancer patients and relatives: a survey of physicians' intentions in seven countries. Patient Educ. Couns. 1 déc 2009;77(3):430‑436.

63. Walczak A;Butow PN;Davidson PM;Bellemore FA;Tattersall MH;Clayton JM;Young J;Mazer B;Ladwig S;Epstein RM. Patient perspectives regarding

communication about prognosis and end-of-life issues: How can it be optimised? Patient Educ. Couns. 13 sept 2011;

64. Marwit SJ, Datson SL. Disclosure preferences about terminal illness: an examination of decision-related factors. Death Stud. janv 2002;26(1):1-20.

65. Bruera E, Neumann CM, Mazzocato C, Stiefel F, Sala R. Attitudes and beliefs of palliative care physicians regarding communication with terminally ill cancer patients. Palliat. Med. juill 2000;14(4):287-298.

66. Aristote. Premier livre d ela métaphysique.

67. Gabrijel S, Grize L, Helfenstein E, Brutsche M, Grossman P, Tamm M, et al. Receiving the diagnosis of lung cancer: patient recall of information and satisfaction with physician communication. J. Clin. Oncol. Off. J. Am. Soc. Clin. Oncol. 10 janv 2008;26(2):297-302.

68. Rusinová K, Pochard F, Kentish-Barnes N, Chaize M, Azoulay E. Qualitative research: adding drive and dimension to clinical research. Crit. Care Med. janv 2009;37(1 Suppl):S140-146.

69. Médecine Traditionnelle Chinoise, hygiène de vie [Internet]. [cité 19 mai 2013]. Disponible sur: http://www.medecinechinoise.org/hygiene-de-vie.htm

70. Hervé C. Hommages à Yves pelicer. Visons Éthiques Pers. L'Harmattan. 2004. p. 16.

71. Moutel G. L'annonce d'une maladie grave et la relation médecin-patient. Analyse des enjeux, pistes de réflexions et éléments de réponse. [Internet]. Ethique Santé - Réseau Rodin. [cité 18 mai 2013]. Disponible sur: http://www.ethique.inserm.fr/?q=node/1053

72. Inpes. Baromètre cancer. 2010.

73. Ifop, Ligue contre le cancer. les français et le cancer. 2008 oct.

74. Moutel G, Lièvre A, Hervé C. Médecine et internet : vers une nécessaire évolution de la relation médecin-patient et des rapports entre médecine et société [Internet]. Ethique Santé - Réseau Rodin. 2001 [cité 18 mai 2013]. Disponible sur: http://ccsd11.ccsd.cnrs.fr/?q=node/1519

75. Gargiulo M, Herson A. Le risque de la prédiction. Contraste. 2007;26(1):221.

76. Donzelli V. La guerre est déclarée. 2011.

77. Fiat E. Approches philosophiques de la vie et de la mort. Paris; 2012.

78. Besson L. The Lady. 2011.

79. Van Sant G. Restless. 2011.

80. Lioret P. Toutes nos envies. 2011.

81. Huillard O. Etude qualitative de smodalités d'exploration et de recueil des souhaits concernant la fin de vie chez les patients atteints de cancer incurable [Mémoire M2 éthique médicale]. [Paris]: Paris 5; 2012.

82. Sénèque. Lettre I. GF-Flammarion. 1974. p. 29-30.

83. Sénèque. Lettre XII. Lettres À Lucilius. GF-Flammarion. 1974. p. 72-74.

84. Gonord A. Le temps que je possède et le temps qui me possède. Le temps. GF-Flammarion. 2001. p. 53-58.

85. Ariès P. Essais sur l'histoire de la mort en occident. Point. 1975.

86. Alby N, Bourstyn E, Hirsch, Emmanuel. Le dispositif d'annonce du cancer : de l'espoir aux contradictions. Traité Bioéthique. 1 févr 2010;II - soigner la personne, évolutions, innovations thérapeutiques:374 · 385.

Annexes

ANNEXE 1 : Présentation de la recherche et de ses objectifs au patient

Bonjour, je m'appelle Clara Vazeille
Je suis étudiante en master d'éthique médicale et je mène un travail de recherche
parmi les patients atteints de cancer. Le but de mon étude est d'identifier les attentes
des patients en matière d'information sur l'évolution de la maladie. On m'a rapporté
que vous avez récemment fait un point médical avec votre médecin référent.
Si vous le voulez bien, je vais vous poser quelques questions sur ce que vous a
apporté cet entretien. Je cherche avant tout à comprendre vos attentes sur le plan des
informations médicales. Cet entretien est confidentiel et anonyme, en aucun cas votre
nom ne sera cité. Si certaines questions vous semblent trop difficiles, n'hésitez pas à
m'arrêter.

ANNEXE 2 : Guide d'entretien

Introduction

Quand a eu lieu votre dernier entretien avec votre médecin référent ? Racontez-moi ce que vous avez retenu de l'entretien avec Dr X ?

Les informations reçues

Parmi les informations que vous avez reçues, lesquelles ont le plus d'importance selon vous ? Pourquoi ?
Suite à ce qu'on vous a dit pendant l'entretien, pensez-vous qu'il va y avoir des changements dans votre vie quotidienne ? OUI/NON, lesquels ? (Vie pratique, Interactions avec les proches, Moral)

Les informations reçues non désirées

Dans ce que vous avez appris pendant l'entretien, y'a-t-il des informations que vous auriez préféré ne pas savoir ?
Pouvez-vous percevoir quels sont les impacts de ces informations ? (Vie pratique, Interactions avec les proches, Moral)

Les informations manquantes

Au décours de cet entretien vous manque-t-il des informations que vous auriez souhaité recevoir ? (*lesquelles*)
Qu'est-ce que ces informations pourraient changer dans votre vie quotidienne ? (Vie pratique, Interactions avec les proches, Moral)

La recherche des informations manquantes

Savez-vous ce qui vous a empêché de poser d'autres questions ?

Ex : gêne, peur de la réponse, pas le temps, n'y a pas pensé sur le moment, etc.

Comptez-vous les demander au médecin à la prochaine occasion ?
Sinon comptez-vous vous procurer ces informations par d'autres moyens ?
(*Pourquoi, lesquels ?*)

ANNEXE 3 : Table d'analyse thématique

Thèmes et sous thèmes\Patients	M. 1	Mme 2	Mme 3	M. 4	M. 5	M. 6	Mme 7	M. 8	Mme 9
La maladie									
Progression de la maladie	X	X			X				X
Présence de symptômes liés à la maladie	X	X	X	X					X
Absence de symptômes liés à la maladie					X			X	
Localisation de la maladie	X	X		X	X			X	X
Évidence radiologique de la maladie	X	X		X	X			X	
Possibilité d'une guérison	X			X		X	X	X	
Possible aggravation future de la maladie		X						X	X
Durée d'évolution de la maladie	X		X	X					
Banalité/fréquence de la maladie				X	X				
Imprédictibilité de l'avenir			X		X				X
Traitement									
Nouveau traitement	X	X	X	X	X	(arrêt)	X	X	X
Échec du/des traitement (s) antérieur (s)	X				X		X	X	X
Succès des traitements antérieurs		X	X						
Traitement antérieur				X		X			
Effets indésirables	X	X	X		X	X		X	
Traitement par soi-même									X
Les soignants									
Blâme des équipes soignantes	X	X			X				
Impuissance de la médecine	X				X				
Confiance dans le référent	X	X	X	X	X			X	X

Thèmes et sous thèmes\Patients	M. 1	Mme 2	Mme 3	M. 4	M. 5	M. 6	Mme 7	M. 8	Mme 9
Manque de temps du référent	X		X		X				X
État psychique du patient									
Lassitude/Découragement	X			X					
Colère	X			X		X			
Angoisse	X	X					X		X
Souffrance morale	X			X					
Revendication de l'autonomie				X	X	X			
Espoir						X	X	X	X
Vie quotidienne									
Souci de protéger l'entourage	X	X					X		X
Soutien familial	X		X		X			X	X
Arrêt de l'activité professionnelle/reprise	X			X				X	
Profiter de la vie				X					
Qualité de vie		X	X		X			X	
Voyages			X	X	X				X
L'information									
Demande de réassurance	X			X		X	X		
Rétention d'information par les médecins	X					X			X
Information satisfaisante		X	X	X				X	
Information de la famille	X		X						
Demande à savoir « la vérité »	X			X		X			
Refus explicite d'informations	X								
Bonnes nouvelles reçues pendant l'entretien d'annonce		X	X						
Désir de pronostic qualitatif et non quantitatif		X	X	X				X	

Thèmes et sous thèmes\Patients	M. 1	Mme 2	Mme 3	M. 4	M. 5	M. 6	Mme 7	M. 8	Mme 9
Refus explicite de demander des informations sur la conduite à tenir en cas d'échec du traitement actuel	X	X						X	
Organisation personnelle en fonction du pronostic				X				X	X
Recherche d'informations sur Internet				X	X			X	X
Dis poser peu de questions						X	X	X	X
Évite de rechercher les informations par d'autres biais que le médecin				X			X	X	
La mort									
Pensait mourir plus tôt/Survie		X	X		X				
Expérience antérieure avec la mort		X			X				
Fatalisme face à la mort				X	X			X	X
Peur de la mort		X					X		
Rejet de la pensée de la mort	X					X	X		
Survie d'autres personnes	X				X				X
Éventualité de la mort envisagée		X		X	X			X	X
Désir de savoir si va mourir énoncé				X		X			
Mythe collectif de l'immortalité					X				

Remerciements

- Merci à toute l'équipe du laboratoire d'éthique de Paris 5 pour avoir rendu possible ce travail et l'avoir nourri de réflexions pertinentes.
- À l'équipe médicale et paramédicale d'oncologie et de soins palliatifs de Cochin pour leur soutien actif dans ce projet et plus particulièrement au Pr Goldwasser, au Dr Vinant, au Dr Montheil, au Dr Cessot et au Dr Boudou-Rouquette.
- À Marcel-Louis Viallard qui fut un directeur de mémoire patient et avisé.
- A Kim pour son aide et sa disponibilité
- À mes parents pour leur écoute attentive et bienveillante
- A Cécile pour ses conseils philosophiques et son esprit critique
- A Frédéric pour sa présence et son soutien

Résumé

Contexte : Depuis la loi du 4 mars 2002, le médecin doit à son patient une information claire, loyale et appropriée. En cancérologie, face à l'annonce d'un mauvais pronostic, Le devoir d'information loyale au patient pour faire valoir et respecter son autonomie entre en contradiction avec le principe de non-malfaisance. Objectif : Cette étude visait à identifier et comprendre les attentes des patients atteints de cancer métastatique incurable en termes d'information pronostique ainsi que l'impact et le sens de ces informations.

Patients et méthodes : Cette étude qualitative prospective se basait sur 9 entretiens semi-directifs conduits chez les patients atteints de cancer incurable suivi à l'hôpital Cochin et qui avaient reçu une mauvaise nouvelle liée au pronostic par leur médecin référent dans le mois précédent et il y a plus de 6 jours. Le guide d'entretien suivi visait à identifier le sens des informations reçues ou manquantes selon qu'elles étaient désirées ou non.

Résultats : L'analyse des thèmes et sous-thèmes a permis de mettre en évidence 7 thèmes qui se déclinent différemment selon que le patient espérait la guérison et rejetait les autres possibilités, espérait la guérison, mais envisageait qu'elle ne soit pas possible, ou avait fait le deuil de la guérison. Le caractère utile et acceptable de l'information pronostique ne dépendait pas de critères précis, mais d'un faisceau d'arguments correspondant à des axes : la nature des objectifs qui passaient de la guérison à la qualité de vie, la demande de vérité et de réassurance qui devenait de moins en moins prégnante, le rapport à l'incertitude qui d'angoissante devenait source d'espoir, l'espoir centré sur la guérison se centrait ensuite sur la qualité de vie, les manifestations d'angoisse qui s'estompaient au cours du cheminement, la temporalité qui se réduisait et le rapport à la mort qui entrait dans le champ des possibles.

Conclusion : L'identification de ces axes avec l'aide d'un psychologue clinicien est un premier pas vers l'amélioration des pratiques d'annonce pronostique en cancérologie, mais des études complémentaires sont nécessaires afin de déterminer une façon adaptée de les utiliser en pratique clinique.

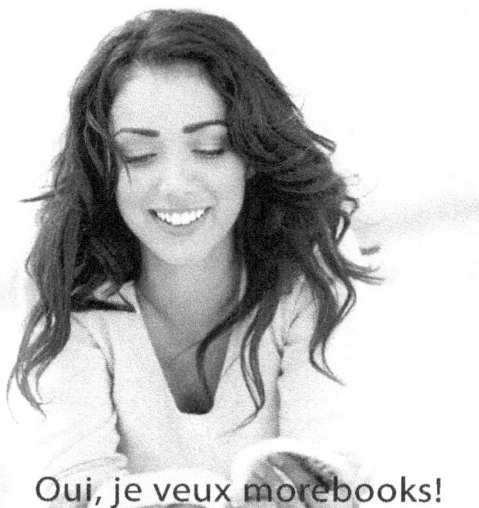